临床操作技能

（供临床医学专业使用）

U0212177

主　编　张丽丽

主　审　吴晓华（沧州医学高等专科学校）
　　　　郭铁标（沧州市人民医院）

副主编　刘文芳　黄冬冬　董　静

编　者　（按姓氏笔画排序）
　　　　王　菲（沧州医学高等专科学校）
　　　　王治国（沧州市卫健委）
　　　　刘文芳（沧州医学高等专科学校）
　　　　刘冬梅（沧州医学高等专科学校）
　　　　刘均政（沧州市人民医院）
　　　　齐　倩（沧州市人民医院）
　　　　许博文（沧州医学高等专科学校）
　　　　孙汝智（沧州医学高等专科学校）
　　　　芮炳峰（沧州医学高等专科学校）
　　　　李宝祥（沧州医学高等专科学校）
　　　　杨　扬（沧州医学高等专科学校）
　　　　杨　怡（沧州医学高等专科学校）
　　　　宋　哲（沧州医学高等专科学校）
　　　　张　勇（沧州市人民医院）
　　　　张丽丽（沧州医学高等专科学校）
　　　　郝　辉（沧州市人民医院）
　　　　黄冬冬（沧州医学高等专科学校）
　　　　董　静（沧州医学高等专科学校）

中国协和医科大学出版社
北　京

图书在版编目（CIP）数据

临床操作技能 / 张丽丽主编. —北京：中国协和医科大学出版社，2023.12
ISBN 978-7-5679-2247-1

Ⅰ.①临…　Ⅱ.①张…　Ⅲ.①临床医学－高等职业教育－教材　Ⅳ.①R4

中国国家版本馆CIP数据核字（2023）第169034号

临床操作技能

主　　编：张丽丽
策划编辑：魏亚萌
责任编辑：魏亚萌
封面设计：邱晓俐
责任校对：张　麓
责任印制：张　岱

出版发行：**中国协和医科大学出版社**
　　　　　（北京市东城区东单三条9号　邮编100730　电话010-65260431）
网　　址：www.pumcp.com
经　　销：新华书店总店北京发行所
印　　刷：小森印刷（北京）有限公司

开　　本：787mm×1092mm　　　1/16
印　　张：10.5
字　　数：210千字
版　　次：2023年12月第1版
印　　次：2023年12月第1次印刷
定　　价：58.00元

ISBN 978-7-5679-2247-1

我国职业教育的根本目的在于全面提升学生的整体素质，让其成为从事某种社会职业而必须具备某种知识和技能的应用型人才。根据临床医学专业的培养目标，我校开设了"临床操作技能"课程，对即将进入临床实习的学生进行基本技能、基本操作的强化训练，使其进入实习时具有较强的动手能力，能够很快地从事临床工作。

高等职业教育中，课程建设是教学改革非常重要的部分，是人才培养的核心要素，而教材建设和教学方式改革又是课程建设的重要内容，是"三教"改革的重要部分，对学生能力培养起着重要作用。传统教材大多以知识体系为主线构建教学内容，强调知识体系的系统性、完整性和连贯性，培养学生扎实的理论功底。活页式教材通常以单个任务为单位组织教学，以活页的形式将任务贯穿起来，强调在知识理解与掌握基础上的实践和应用，即培养学生在掌握一定理论的基础上，具有较强的实践能力，适用于以学生为中心的教学模式，在以学生为主体的前提下，加强教材和学生之间的深层次互动。经过数年实训内容的摸索和形式的不断完善，在教学经验积累的基础上，编者结合高职高专的具体情况编写了本教材。

本教材的内容包括两大模块，分别是体格检查和基本操作，与执业（助理）医师资格实践技能考试相接轨，适应性、针对性强。本教材主要为高职高专临床医学专业学生使用，同时也可作为执业（助理）医师资格实践技能考试参考用书。

本教材采用纸数融合形式出版，读者可扫描书中二维码，阅读与教材内容相关联的课程资源。

本教材的编写得到了编者单位及有关专家的大力支持，在此致以诚挚的谢意。由于编者水平有限，教材中难免有疏漏及不足之处，恳请各位师生及时提出宝贵意见并予以批评指正，以便修订时进一步完善。

编 者

2023年8月

模块一　体格检查

模块二　基本操作

模块一
体格检查

第一部分　一般检查

项目1　体温测量

体格检查考试项目

测体温（腋测法、口测法、肛测法三种测温方法），以腋测法最为常考。

操作流程

1.操作前准备

（1）物品：体温计、干毛巾。

（2）受检者：取舒适体位，做好检查准备。

（3）检查者：检查前与受检者做好沟通，取得受检者配合。

2.操作过程

（1）腋测法（图1-1-1）：测量前让受检者安静休息30分钟，移走附近冷热物体，确认体温计水银柱读数低于35℃。擦干受检者腋窝，将体温计水银端置于腋窝顶部，嘱受检者用上臂将体温计夹紧，10分钟左右取出并读数，正常值为36~37℃。此法不易交叉感染，但是易受外界条件影响而发生误差。

（2）口测法：将消毒体温计的水银端置于受检者舌下，让其紧闭口唇，5分钟后取出读数，正常值为36.2~37.2℃。测量前受检者应避免喝热水或冷水，以免影响测温准确性。该法较为准确，但不能用于婴幼儿及神志不清者。

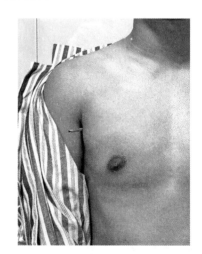

图1-1-1　体温测量（腋测法）

（3）肛测法：受检者取侧卧位，将肛门体温计的圆钝端涂以润滑剂后，徐徐插入肛门内深达体温计的一半，5分钟后取出并读数，正常值为36.5~37.5℃。此法较上述两种方法准确，适用于婴幼儿及重症昏迷者。

3.操作结束

（1）整理受检者衣物并致谢。

（2）报告检查结果：受检者体温为××℃。

职业素质

1.着装整洁大方，言语文明，检查时认真仔细，具有良好的职业素质。

2.操作前与受检者进行有效沟通。

3.操作中动作轻柔、规范，体现爱伤意识。

4.操作后能告知受检者，能体现出对受检者的关爱。

考生易犯错误

1.检查前、后无关爱意识。

2.腋测法检查前未擦干腋窝。

3.检查前体温计读数超过35℃。

4.不会读数或读数有误。

扫码查看相关知识

项目2　脉搏测量

≫学习目标

1.掌握脉搏测量的手法、部位。

2.掌握脉搏测量的方法。

体格检查考试项目

脉搏测量。

操作流程

1.操作前准备

（1）受检者：取舒适体位，做好检查准备。

（2）检查者：检查前与受检者做好沟通，取得受检者配合。

2.操作过程　检查脉搏时主要用触诊检查法，可选择股动脉、桡动脉、颞浅动脉、肱动脉、足背动脉等。考试时，一般选用桡动脉进行测量。

（1）检查手法、部位：示指、中指、环指三指并拢，指腹置于受检者腕部桡动脉处，以适当压力触诊桡动脉搏动（图1-2-1）。

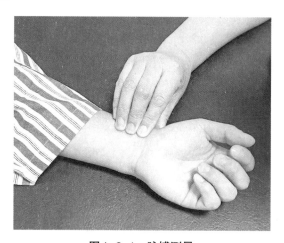

图1-2-1　脉搏测量

（2）检查方法：触诊时间15~30秒，数其脉率，以每分钟多少次表示，双侧桡动脉对比进行检查。

3.操作结束

（1）整理受检者衣物并致谢。

（2）报告检查结果：受检者脉搏为××次/分。

职业素质

1.着装整洁大方，言语文明，检查时认真仔细，具有良好的职业素质。

2.操作前与受检者进行有效沟通。

3.操作中动作轻柔、规范，体现爱伤意识。

4.操作后能告知受检者，能体现出对受检者的关爱。

考生易犯错误

1.检查时无关爱意识。

2.只检查一侧。

扫码查看相关知识

模块一 体格检查

项目3 呼吸频率测量

> ▶▶ **学习目标**
>
> 掌握呼吸频率测量的方法。

体格检查考试项目

呼吸频率测量。

操作流程

1.操作前准备

（1）受检者：取舒适体位，露出胸部。

（2）检查者：检查前与受检者做好沟通，取得受检者配合。

2.操作过程

正常人在静息状态下，呼吸节律整齐，深浅适度，频率12~20次/分，呼吸、脉搏之比为1：4。呼吸频率＞20次/分，称为呼吸过速；呼吸频率＜12次/分，称为呼吸过缓。

检查方法：告知受检者取舒适体位，露出胸部，以便观察，至少观察30秒（图1-3-1）。

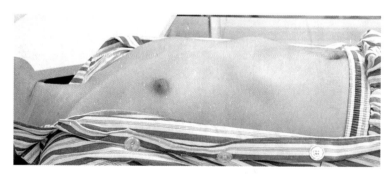

图1-3-1 呼吸频率测量

3.操作结束

（1）整理受检者衣物并致谢。

（2）报告检查结果：受检者呼吸频率为××次/分

职业素质

1.着装整洁大方，言语文明，检查时认真仔细，具有良好的职业素质。

2.操作前与受检者进行有效沟通。

3.操作中动作轻柔、规范，体现爱伤意识。

4.操作后能告知受检者，能体现出对受检者的关爱。

考生易犯错误

1.检查时无关爱意识。

2.检查时间不足。

扫码查看相关知识

项目4　血压测量

体格检查考试项目

血压测量。

操作流程

1.操作前准备

（1）物品：血压计、听诊器、笔、记录单。

（2）受检者：在安静的环境下休息5~10分钟。

（3）检查者：测量血压前与受检者做好沟通，取得受检者配合。

2.操作过程

（1）测量方法（图1-4-1）：受检者半小时内禁烟、禁咖啡、排空膀胱，在安静的环境里休息5~10分钟。取仰卧位或坐位，裸露右上肢，自然伸直并外展，肘部与心脏在同一水平面上。将袖带气囊部分中央对准肱动脉，紧贴于皮肤缚于上臂，袖带下缘应在肘窝上2~3cm处。将听诊器的体件置于肘窝肱动脉搏动处，然后向袖带内充气，边充气边进行听诊，待肱动脉搏动声消失，继续充气使汞柱升高20~30mmHg，随后以恒定的速度缓慢放气。听到的第一声响的汞柱数值为收缩压，声音消失的汞柱数值为舒张压。

应至少测量两次血压，间隔1~2分钟，取其平均值。收缩压与舒张压之差称为脉压，舒张压加上1/3的脉压为平均动脉压。

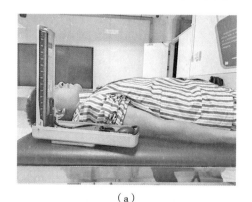

（a）

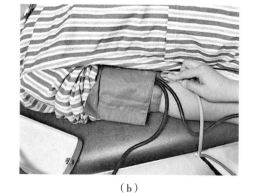

（b）

图1-4-1　血压测量

（2）记录方法：血压的计量单位为毫米汞柱（mmHg），如140/90mmHg。

（3）成人血压判定：①正常血压：收缩压90~139mmHg，舒张压60~89mmHg。②高血压：血压≥140/90mmHg，或收缩压、舒张压任一项增高。③低血压：血压＜90/60mmHg。④正常脉压：30~40mmHg。

3.操作结束

（1）整理受检者衣物并致谢。

（2）报告检查结果：受检者血压为××/××mmHg。

职业素质

1.着装整洁大方，言语文明，检查时认真仔细，具有良好的职业素质。

2.操作前与受检者进行有效沟通。

3.操作中动作轻柔、规范，体现爱伤意识。

4.操作后能告知受检者，能体现出对受检者的关爱。

考生易犯错误

1.检查时无关爱意识。

2.水银柱未归0。

3.袖带放置位置不正确，松紧度不合适。

4.听诊器体件放置不正确（如塞在袖带下）。

5.找肱动脉搏动点耗费时间太长，测量过程不流畅。

扫码查看相关知识

项目 5 身高测量

>> 学习目标

掌握测量身高的标准方法。

体格检查考试项目

身高测量。

操作流程

1.操作前准备

（1）物品：体重身高测量仪。

（2）受检者：脱鞋待测。

（3）检查者：检查前与受检者做好沟通，取得受检者配合。

2.操作过程　测量方法：受检者脱鞋，背靠站立于体重身高测量仪上，头部、臀部、足跟三点紧靠于测量立柱，头顶最高点与测量仪立柱垂直线的交叉点即为身高读数（图1-5-1）。

3.操作结束

（1）告知受检者检查结束并致谢。

（2）报告检查结果：受检者身高为××cm。

职业素质

1.着装整洁大方，言语文明，检查时认真仔细，具有良好的职业素质。

2.操作前与受检者进行有效沟通。

3.操作中动作轻柔、规范，体现爱伤意识。

4.操作后能告知受检者，能体现出对受检者的关爱。

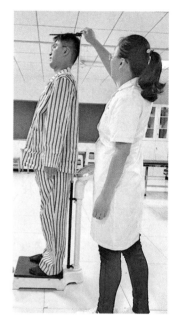

图1-5-1　身高测量

考生易犯错误

1.检查时受检者体位不得当（应背靠站立）。

2.未报告测量结果。

扫码查看相关知识

项目 6　体重测量

>> 学习目标

掌握体重测量的方法。

体格检查考试项目

体重测量。

操作流程

1.操作前准备

（1）物品：体重身高测量仪。

（2）受检者：脱鞋待测。

（3）检查者：检查前与受检者做好沟通，取得受检者配合。

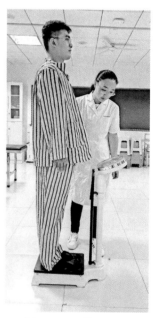

2.操作过程　测量方法：受检者脱鞋，着单衣站立于体重身高测量仪底座上，站立位置正确，身体站直，观察测量仪上指针读数（图1-6-1）。

3.操作结束

（1）告知受检者检查结束并致谢。

（2）报告检查结果：受检者体重为××kg。

职业素质

1.着装整洁大方，言语文明，检查时认真仔细，具有良好的职业素质。

2.操作前与受检者进行有效沟通。

3.操作中动作轻柔、规范，体现爱伤意识。

4.操作后能告知受检者，能体现出对受检者的关爱。

图1-6-1　体重测量

考生易犯错误

1.检查时受检者站立位置不得当。

2.未报告检查结果。

扫码查看相关知识

项目 7　头围测量

体格检查考试项目

测量头围。

操作流程

1.操作前准备

（1）物品：软尺。

（2）受检者：取坐位或立位待测。

（3）检查者：检查前与受检者做好沟通，取得受检者配合。

2.操作过程　测量方法：受检者取坐位或立位，用软尺从受检者枕骨粗隆部经耳颞部至前额水平围成一圈（头围最大径）（图1-7-1）。

3.操作结束

（1）告知受检者检查结束并致谢。

（2）报告检查结果：受检者头围为××cm。

职业素质

1.着装整洁大方，言语文明，检查时认真仔细，具有良好的职业素质。

2.操作前与受检者进行有效沟通。

3.操作中动作轻柔、规范，体现爱伤意识。

4.操作后能告知受检者，能体现出对受检者的关爱。

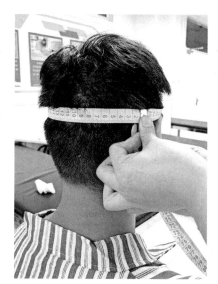

图1-7-1　头围测量

考生易犯错误

1.软尺围绕部位不规范。

2.未报告测量结果。

扫码查看相关知识

项目 8　体型观察

▶▶ 学习目标

掌握成年人的三种体型。

体格检查考试项目

观察成年人的体型。

操作流程

1.操作前准备

（1）受检者：无须特殊准备。

（2）检查者：检查前与受检者做好沟通，取得受检者配合。

2.操作过程　检查方法：观察成年人身体各部位发育的外观。成年人体型分为三种（图1-8-1）。①正力型：受检者体型匀称，腹上角约为90°。②无力型：受检者体型瘦长，腹上角＜90°。③超力型：受检者体型矮胖，腹上角＞90°。

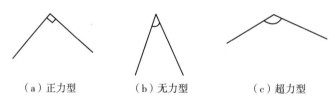

（a）正力型　　　　　（b）无力型　　　　　（c）超力型

图1-8-1　成年人体型腹上角示意图

3.操作结束

（1）整理受检者衣物并致谢。

（2）报告检查结果：受检者体型为正力型/无力型/超力型。

职业素质

1.着装整洁大方，言语文明，检查时认真仔细，具有良好的职业素质。

2.操作前与受检者进行有效沟通。

3.操作中动作轻柔、规范，体现爱伤意识。

4.操作后能告知受检者，能体现出对受检者的关爱。

考生易犯错误

1.检查前、后无关爱意识。

2.未报告检查结果。

扫码查看相关知识

项目 9 淋巴结检查

学习目标

1.掌握各部位浅表淋巴结的触诊手法。

2.掌握浅表淋巴结肿大的临床意义。

3.熟悉全身浅表淋巴结的位置。

体格检查考试项目

1.头颈部淋巴结检查。

2.腋窝淋巴结检查。

3.滑车上淋巴结检查。

4.腹股沟淋巴结检查。

5.腘窝淋巴结检查。

操作流程

1.操作前准备

（1）受检者：取坐位。

（2）检查者：检查前与受检者做好沟通，取得受检者配合。

2.操作过程

（1）检查头颈部淋巴结：检查者面对受检者，双手示指、中指、环指并拢，以适当力量滑动触诊受检者耳前、耳后淋巴结；以右手四指或双手指腹触诊枕骨下区淋巴结；嘱受检者头稍前倾，右手指并拢触摸颏下淋巴结；嘱受检者头稍倾向左前下方，右手触诊左颌下淋巴结，受检者头稍倾向右前下方，左手触诊右颌下淋巴结；嘱受检者稍低头，偏向检查侧，检查者以示指、中指、环指并拢检查颈前、颈后淋巴结；嘱受检者头稍前屈，双手触诊锁骨上淋巴结（图1-9-1）。

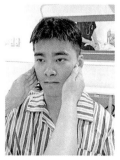
（a）耳前淋巴结检查

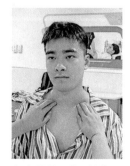
（b）锁骨上淋巴结检查

图1-9-1 头颈部淋巴结检查

（2）检查腋窝淋巴结：受检者取坐位或仰卧位，解开衣扣，暴露腋窝，医生左手抬起受检者上肢，充分暴露腋窝；右手四指对左侧腋窝穹隆部、内侧壁、前壁、后壁、外侧壁进行触诊。同样方法检查对侧（图1-9-2）。

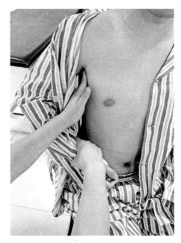

（3）检查滑车上淋巴结：受检者充分暴露双侧上臂，医生左手扶托受检者左前臂，并屈肘约90°，右手扶托受检者左臂肘部，以示中环指并拢，在肱骨内上髁上方2~3cm处，肱二头肌与肱三头肌之间肌沟内，纵行、横行滑动触摸左侧滑车上淋巴结。用同样的方法检查对侧。

（4）检查腹股沟淋巴结：受检者取仰卧位，暴露腹股沟区，医生双手四指对两侧腹股沟区由浅入深进行触诊。

图1-9-2　腋窝淋巴结检查

（5）检查腘窝淋巴结：患者暴露腘窝部，医生左手抬起患者小腿，右手四指对腘窝的前壁、后壁、侧壁、穹隆部进行触诊。用同样的方法检查对侧。

3.操作结束

（1）整理受检者衣物并致谢。

（2）报告检查结果：受检者是否淋巴结肿大（如触及淋巴结肿大，需描述部位、数目、大小、质地、压痛、活动度、有无粘连、局部皮肤情况等）。

职业素质

1.着装整洁大方，言语文明，检查时认真仔细，具有良好的职业素质。

2.操作前与受检者进行有效沟通。

3.操作中动作轻柔、规范，体现爱伤意识。

4.操作后能告知受检者，能体现出对受检者的关爱。

考生易犯错误

1.检查时受检者体位不得当。

2.检查顺序错误。

3.只检查一侧。

扫码查看相关知识

项目 10　眼球运动检查

> ### 学习目标
>
> 1.掌握眼球运动的检查方法及顺序。
> 2.熟悉支配眼球运动的神经。

体格检查考试项目

眼球运动检查。

操作流程

1.操作前准备

（1）物品：棉签。

（2）受检者：取坐位。

（3）检查者：站在受检者前面。

2.操作过程　检查者手持棉签或伸出右手示指，置于受检者眼前30~40cm处，嘱受检者头部不要转动，眼球随棉絮或者右手示指尖进行移动。告知受检者检查按照左侧、左上、左下、右侧、右上、右下6个方向的顺序进行移动（图1-10-1），观察受检者的眼球运动情况。支配眼球运动的肌肉，见图1-10-2。

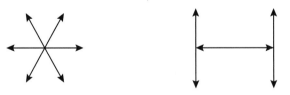

图1-10-1　眼球运动方向示意图

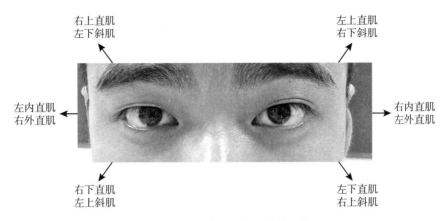

右上直肌
左下斜肌

左上直肌
右下斜肌

左内直肌
右外直肌

右内直肌
左外直肌

右下直肌
左上斜肌

左下直肌
右上斜肌

图 1-10-2　支配眼球运动的肌肉

3.操作结束

（1）向受检者致谢。

（2）报告检查结果：双眼球运动是否正常。

职业素质

1.着装干净整洁，仪表举止大方，言语文明，检查时认真仔细，具有良好的职业素质。

2.操作前能够与受检者进行有效沟通，沟通时态度和蔼可亲。

3.操作中动作轻柔、规范，体现对受检者的爱伤意识。

4.操作后能告知受检者检查结束，能体现出对受检者的关爱。

考生易犯错误

1.检查眼球运动的顺序不对。

2.棉絮或示指尖距离受检者太远或太近。

扫码查看相关知识

项目 11　眼睑、巩膜、结膜检查

>> 学习目标

掌握眼睑、巩膜、结膜的检查方法。

体格检查考试项目

眼睑、巩膜、结膜检查（能够口述检查内容）。

操作流程

1.操作前准备

（1）受检者：取坐位。

（2）检查者：洗手。

2.操作过程

（1）上眼睑：检查者用拇指和示指捏起受检者上眼睑中外1/3交界处的边缘，嘱受检者向下看，检查者将眼睑向前下方轻轻牵拉，用示指向下按压睑板上缘，同时，示指与拇指配合将眼睑缘向上捻转，翻开受检者眼睑（图1-11-1）。

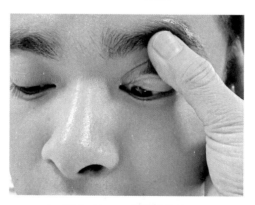

图1-11-1　上眼睑检查

（2）下眼睑：嘱受检者向上看，用拇指轻压下眼睑下缘，暴露受检者巩膜与结膜（图1-11-2）。

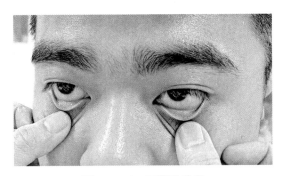

图 1-11-2　下眼睑检查

（3）用同样方法检查另一侧。

（4）口述眼睑有无水肿、上眼睑有无下垂、有无闭合障碍、有无倒睫；巩膜有无黄染；睑结膜有无苍白或充血，球结膜有无充血或水肿。

3.操作结束

（1）向受检者致谢。

（2）报告检查结果：受检者眼睑有无水肿、有无上眼睑下垂、有无闭合障碍、有无倒睫；巩膜有无出现黄染；睑结膜有无出现苍白或充血，球结膜有无充血或水肿。

职业素质

1.着装干净整洁，仪表举止大方，言语文明，检查时认真仔细，具有良好的职业素质。

2.操作前能够与受检者进行有效沟通，沟通时态度和蔼可亲。

3.操作中动作轻柔、规范，体现对受检者的爱伤意识。

4.操作后能告知受检者检查结束，能体现出对受检者的关爱。

考生易犯错误

1.检查时受检者体位不得当。

2.只检查一侧。

3.不能准确地暴露眼睑进行检查。

扫码查看相关知识

项目 12 瞳孔对光反射检查

>> **学习目标**

掌握瞳孔对光反射的检查方法。

体格检查考试项目

瞳孔对光反射检查（需报告检查结果）。

操作流程

1.操作前准备

（1）物品：手电筒。

（2）受检者：取坐位。

2.操作过程

（1）直接对光反射检查：让受检者目视前方，检查者用手电筒自受检者一侧瞳孔的外侧向内侧移动，照射受检者的一侧瞳孔，观察该侧瞳孔的变化情况，移开光源后，继续观察该侧瞳孔的变化情况（图1-12-1）。用同样的方法检查另一侧瞳孔。

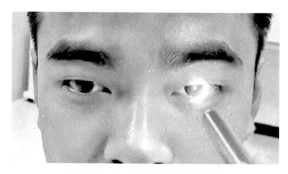

图1-12-1 直接对光反射检查

（2）间接对光反射检查：检查者用手隔挡于受检者鼻梁之处，起到遮挡光线的作用，用手电筒自一侧瞳孔的外侧向内侧移动，照射受检者的一侧瞳孔，观察对侧瞳孔变化，快速将光源移开，继续观察该侧瞳孔的变化情况（图1-12-2）。用同样的方法检查另一侧瞳孔。

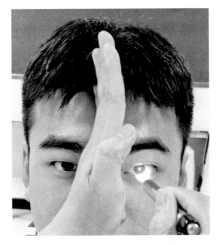

图 1-12-2　间接对光反射检查

3.操作结束

（1）向受检者致谢。

（2）报告检查结果：该受检者两侧瞳孔对光反射灵敏、迟钝或消失。

职业素质

1.着装干净整洁，仪表举止大方，言语文明，检查时认真仔细，具有良好的职业素质。

2.操作前能够与受检者进行有效沟通，沟通时态度和蔼可亲。

3.操作中动作轻柔、规范，体现对受检者的爱伤意识。

4.操作后能告知受检者检查结束，能体现出对受检者的关爱。

考生易犯错误

间接对光反射检查时，检查者忘记用手遮挡光线。

扫码查看相关知识

项目 13　扁桃体检查

>> 学习目标

　　掌握扁桃体的检查方法。

体格检查考试项目

　　扁桃体检查（需口述检查内容）。

操作流程

1.操作前准备
（1）物品：压舌板。
（2）受检者：取坐位。

2.操作过程
　嘱受检者头部略后仰，张大嘴发出长"啊"音（图1-13-1）。检查者可用压舌板放在受检者舌前2/3与后1/3交界处迅速下压，在自然光线下观察扁桃体。

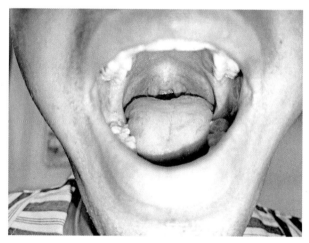

图1-13-1　扁桃体检查

　　检查内容：检查者注意观察扁桃体有无红肿及肿大的程度，有无分泌物及分泌物的颜色、性状，有无苔片状假膜。

3.操作结束
（1）向受检者致谢。
（2）报告检查结果：扁桃体有无红肿，如有肿大需描述肿大程度。

职业素质

1.着装干净整洁，仪表举止大方，言语文明，检查时认真仔细，具有良好的职业素质。

2.操作前能够与受检者进行有效沟通，沟通时态度和蔼可亲。

3.操作中动作轻柔、规范，体现对受检者的爱伤意识。

4.操作后能告知受检者检查结束，能体现出对受检者的关爱。

考生易犯错误

1.检查时，受检者体位错误，应让受检者取坐位检查。

2.检查者不能正确说出扁桃体肿大的分度。

3.检查者不能正确使用压舌板下压并观察到扁桃体。

扫码查看相关知识

项目 14　颈部血管检查

▶▶ 学习目标

掌握颈部血管的检查方法。

体格检查考试项目

1.颈静脉检查。

2.颈动脉检查。

3.颈部血管杂音检查。

操作流程

（一）颈静脉检查

1.操作前准备　受检者：取坐位或半坐位，上半身抬高30°~45°。

2.操作过程　视诊观察受检者颈静脉有无充盈或怒张。正常人坐位或立位检查时颈静脉常不显露，平卧时可见颈静脉轻度充盈。

（二）颈动脉检查

1.操作前准备　受检者：取坐位或仰卧位。

2.操作过程

（1）先视诊观察：受检者有无颈动脉搏动，正常人只有在剧烈活动后才见到颈动脉的微弱搏动。

（2）后触诊检查：检查者将拇指、四指或三指置于受检者甲状软骨水平胸锁乳突肌内侧，触摸颈动脉搏动，比较两侧有无区别（图1-14-1）。

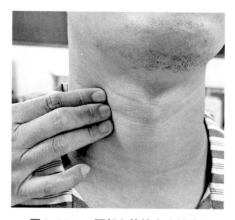

图1-14-1　颈部血管检查（触诊）

（三）颈部血管杂音

1.操作前准备

（1）物品：听诊器。

（2）受检者：取坐位。

（3）检查者：位于受检者右侧。

2.操作过程　将听诊器置于受检者颈部血管，看是否能听到血管杂音。

3.操作结束

（1）向受检者致谢。

（2）报告检查结果：受检者颈静脉有无充盈或怒张；有无颈动脉搏动；有无血管杂音。

职业素质

1.着装干净整洁，仪表举止大方，言语文明，检查时认真仔细，具有良好的职业素质。

2.操作前能够与受检者进行有效沟通，沟通时态度和蔼可亲。

3.操作中动作轻柔、规范，体现对受检者的爱伤意识。

4.操作后能告知受检者检查结束，能体现出对受检者的关爱。

考生易犯错误

1.检查时受检者体位不对。

2.不能准确找到颈动脉。

扫码查看相关知识

项目 15　甲状腺检查

>> 学习目标

掌握甲状腺的检查方法。

体格检查考试项目

甲状腺检查。

操作流程

（一）视诊内容（口述）

观察甲状腺的大小、形态、两侧是否对称。嘱受检者做吞咽动作，查看甲状腺能否随吞咽动作做上下移动。

（二）触诊方法（前面触诊、后面触诊择一）

1.甲状腺峡部检查

（1）操作前准备：

1）受检者：取坐位。

2）检查者：位于受检者前面或后面。

（2）操作过程：检查者用拇指从受检者胸骨上切迹向上触摸气管前软组织，并判断有无增厚（图1-15-1）。嘱受检者配合做吞咽动作，重复检查。如检查者位于受检者后面，则用示指检查。

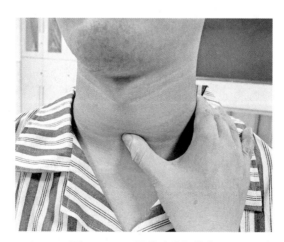

图1-15-1　甲状腺峡部检查

2.甲状腺侧叶检查

（1）前面触诊

1）操作前准备：受检者取坐位，检查者位于受检者前面。

2）操作过程：检查者用一只手的拇指施压于受检者一侧甲状软骨，将受检者气管推向对侧；用另一只手的示指、中指在对侧胸锁乳突肌后缘向前推挤甲状腺侧叶，拇指在胸锁乳突肌前缘触诊（图1-15-2）。嘱受检者做吞咽动作，随吞咽动作进行触诊检查。判断甲状腺大小、有无结节或震颤。用同样的方法检查另一侧甲状腺。

（2）后面触诊

1）操作前准备：受检者取坐位，检查者位于受检者后面。

2）操作过程：检查者用一只手的示指、中指施压于受检者一侧甲状软骨，将气管推向对侧；另一手拇指在对侧胸锁乳突肌后缘向前推挤甲状腺，示指、中指在其前缘触诊甲状腺（图1-15-2）。嘱受检者做吞咽动作，随吞咽动作进行触诊检查。判断甲状腺大小、有无结节或震颤。用同样的方法检查另一侧甲状腺。

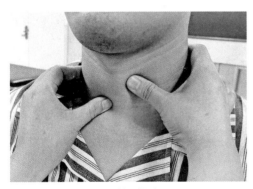 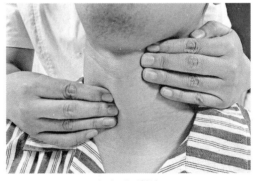

（a）前面触诊　　　　　　　　　　　　　　（b）后面触诊

图1-15-2　甲状腺侧叶检查

（三）听诊方法

（1）操作前准备：

1）物品：听诊器。

2）受检者：取坐位。

3）检查者：位于受检者前面。

（2）操作过程：检查者将听诊器放于受检者甲状腺上听诊，两侧甲状腺均需检查。

（四）操作结束

（1）向受检者致谢。

（2）报告检查结果：甲状腺是否肿大、有无结节、震颤，听诊有无杂音。

职业素质

1.着装干净整洁，仪表举止大方，言语文明，检查时认真仔细，具有良好的职业素质。

2.操作前能够与受检者进行有效沟通，沟通时态度和蔼可亲。

3.操作中动作轻柔、规范，体现对受检者的爱伤意识。

4.操作后能告知受检者检查结束，能体现出对受检者的关爱。

考生易犯错误

1.受检者体位不正确。

2.检查内容不完整，容易遗漏甲状腺峡部的检查。

3.甲状腺侧叶检查，检查手法错误。

4.没有让受检者做吞咽动作进行再次检查。

扫码查看相关知识

项目 16   气管检查

⫸ 学习目标

掌握气管的检查方法。

体格检查考试项目

气管检查（需报告检查结果）。

操作流程

1. 操作前准备

（1）受检者：取坐位，颈部处于自然状态。

（2）检查者：位于受检者前面或右侧。

2. 操作过程   检查者将一只手的示指与环指分别置于受检者两侧胸锁关节上，将中指从甲状软骨向下触摸气管，确定气管前正中线，左右触摸，置于气管与两侧胸锁乳突肌之间的间隙，感觉两侧间隙的距离是否等宽，从而判断气管有无偏移（图1-16-1）。

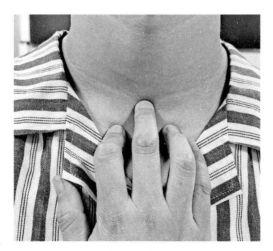

图1-16-1   气管检查

3. 操作结束

（1）向受检者致谢。

（2）报告检查结果：气管居中/气管偏向左侧（右侧）。

职业素质

1.着装干净整洁，仪表举止大方，言语文明，检查时认真仔细，具有良好的职业素质。

2.操作前能够与受检者进行有效沟通，沟通时态度和蔼可亲。

3.操作中动作轻柔、规范，体现对受检者的爱伤意识。

4.操作后能告知受检者检查结束，能体现出对受检者的关爱。

考生易犯错误

1.受检者体位不正确。

2.检查手法不对，示指与环指固定不住，当中指上下滑动时，示指与环指左右滑动。

3.中指仅仅上下触摸，忘记左右触摸。

4.未观察中指距示指和环指之间的宽度，便直接汇报检查结果。

扫码查看相关知识

第三部分　胸部检查

项目 17　胸部视诊

体格检查考试项目

1.胸廓外形和对称性。

2.观察、计数呼吸频率。

操作流程

1.操作前准备

（1）物品：秒表。

（2）受检者：充分暴露胸部，取坐位于检查椅上，双上肢自然下垂。

（3）检查者：与受检者相对而坐。向受检者交代检查内容、目的及需要受检者配合的动作，并取得受检者同意。

2.操作过程

（1）检查者应面对受检者，观察胸廓外形和对称性。正常人胸廓前后径与左右径之比为1∶1.5。注意胸廓外形的变化，如前后径短，少于左右径的一半，则是扁平胸；前后径与左右径大致相等，则是桶状胸；胸骨明显下陷限制肺的活动，称为漏斗胸；鸡胸是胸骨前突的一种常见畸形，但一般不影响肺通气。

（2）将视线移至受检者胸部，观察和计数呼吸频率。计数30秒的呼吸次数，乘2可得每分钟呼吸次数。注意：当检查者计数呼吸频率时，绝不要告诉受检者。因为当一个人注意自己的呼吸时，他会不自觉地改变其呼吸深度和频率。

3.操作结束

（1）整理受检者衣物并致谢。

（2）报告检查结果：受检者胸廓对称（如有畸形应说出其类型）；呼吸频率为××次/分。

职业素质

1.着装整洁大方，言语文明，检查时认真仔细，具有良好的职业素质。

2.操作前与受检者进行有效沟通。

3.操作中动作轻柔、规范，体现爱伤意识。

4.操作后能告知受检者，能体现出对受检者的关爱。

考生易犯错误

1.检查时受检者体位不得当，未正确暴露检查部位。

2.检查呼吸频率时告知受检者（应在受检者不知情时进行检查）。

3.未记清正常人体的解剖标志。

扫码查看相关知识

项目 18 胸部触诊

▶▶ 学习目标

1.掌握胸部触诊检查的内容及方法。

2.掌握胸部触诊检查的临床意义。

体格检查考试项目

肺和胸膜检查的方法。

操作流程

1.操作前准备

（1）受检者：充分暴露胸部，取坐位于检查椅上，双上肢自然下垂。

（2）检查者：与受检者相对而坐。向受检者交代检查内容、目的及需要受检者配合的动作，并取得受检者同意。

2.操作过程

（1）胸廓扩张度的检查方法

1）前胸廓扩张度的检查：检查者先将自己的双手对搓使之暖和，然后将两手置于受检者胸廓下方的前侧部，左右手拇指分别沿两侧肋缘指向剑突，拇指尖在前正中线两侧的对称部位，两手掌和伸展的手指置于两侧前壁，嘱受检者深呼吸，观察比较两手的动度是否一致，以此对比受检者呼吸时两侧胸廓扩张度（图1-18-1）。

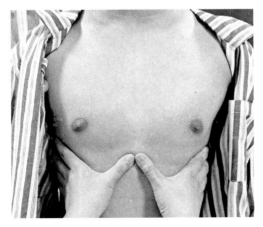

图1-18-1　胸廓扩张度检查

2）后胸廓扩张度的检查：检查者将两手平置于受检者背部约第十肋骨水平，拇指与中线平行，并将两侧皮肤向中线轻推，嘱受检者做深呼吸运动，在吸气相和呼气相时，观察比较两手的动度是否一致。

（2）语音震颤的检查方法：检查者与受检者相对而坐，将两手掌或手掌尺侧缘轻轻平放在受检者胸廓两侧的对称部位上，让受检者拉长音重复说"一"，仔细感觉手下颤动是否相等，有无增强或减弱，并在原部位双手交叉对比（图1-18-2）。

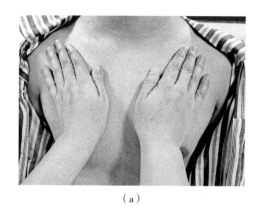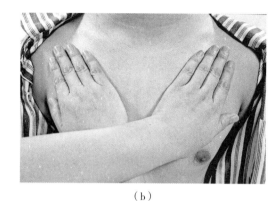

（a）　　　　　　　　　　　　　　　　　　（b）

图1-18-2　语音震颤检查

注意事项：检查前胸三处（肺尖、中、下）、侧胸一处、背部三处（肺尖、肩胛间区、肩胛下区）。检查者双手放于受检者胸廓对称部位上，五指并拢，手掌紧贴受检者胸壁，嘱受检者拉长音低声说"一"（检查者需做正确示范，再让受检者模仿），然后在原部位双手交叉对比。检查侧胸时可嘱受检者叉腰；检查背部时嘱受检者转身，双手交叉抱肩。

（3）胸膜摩擦感的检查方法：检查者将手掌平放在受检者胸廓上，嘱其深呼吸，仔细感觉有无似皮革摩擦样感觉（图1-18-3）。

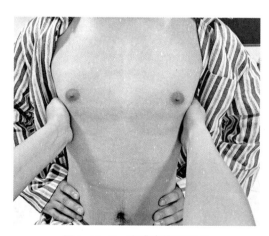

图1-18-3　胸膜摩擦感检查

注意事项：检查前胸、前下侧胸两处即可。检查者双手放于受检者胸廓的对称部位上，五指并拢，手掌紧贴受检者胸壁。

3.操作结束

（1）整理受检者衣物并致谢。

（2）报告检查结果：受检者两侧胸廓扩张度是否一致；两肺语音震颤是否正常，有无增强或减弱；有无触及胸膜摩擦感。

职业素质

1.着装整洁大方，言语文明，检查时认真仔细，具有良好的职业素质。

2.操作前与受检者进行有效沟通。

3.操作中动作轻柔、规范，体现爱伤意识。

4.操作后能告知受检者，能体现出对受检者的关爱。

考生易犯错误

1.检查时受检者体位不得当，未正确暴露检查部位。

2.检查顺序错误。

3.未左右对比检查。

扫码查看相关知识

项目 19 胸部叩诊

1.掌握间接叩诊的检查方法。

2.掌握肺界的叩诊方法。

体格检查考试项目

1.间接叩诊的检查方法。

2.肺界的叩诊方法。

操作流程

1.操作前准备

（1）受检者：充分暴露胸部，取坐位于检查椅上，双上肢自然下垂。

（2）检查者：与受检者相对而坐。向受检者交代检查内容、目的及需要受检者配合的动作，并取得受检者同意。

2.操作过程

（1）间接叩诊法：检查者将左手中指中节紧贴于受检者胸壁，并与肋间隙平行（在肩胛间区手指与后正中线平行），手掌和其余四指离开胸壁。右手中指指端短促而灵活地叩击胸壁上左手中指第二指节的前端（图1-19-1）。叩诊时右手的力量应来源于手腕而不是肘关节。

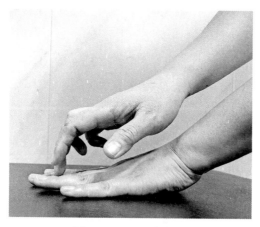

图1-19-1 叩诊方法

检查顺序：首先检查前胸，自第一肋间隙从上往下逐一肋间两侧对比进行叩诊；

其次检查侧胸，嘱受检者举起上臂置于头部，自腋窝开始向下叩诊至肋缘；最后检查背部，嘱受检者向前稍低头、双手交叉抱肩，自上至下进行叩诊，对比叩诊音的变化。

（2）叩诊肺上界（肺尖）：检查者立于受检者背后，用间接叩诊法自斜方肌前缘中点开始向外叩诊，直至清音变为浊音，标记该点；然后再从斜方肌前缘中点向内叩诊，至清音变为浊音，再标记该点。两点间距离即为肺尖宽度，正常宽度为4~6cm，右侧较左侧稍窄（图1-19-2）。如肺尖叩诊音变浊，则肺尖可能有实变。

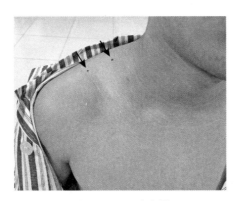

图1-19-2　肺上界

→所指为标记点。

（3）叩诊前胸部：检查者立于受检者前面，从上到下、两侧对比进行叩诊。每侧每一肋间隙至少应叩诊2~3个部位。

（4）叩诊侧胸部：检查者立于受检者前面，从上到下、两侧对比进行叩诊。每侧每一肋间隙至少应叩诊2~3个部位。

（5）叩诊背部：检查者立于受检者背后。后胸部的叩诊部位包括肩胛上区、肩胛间区和肩胛下区，同触觉语颤的部位。肩胛骨上不能叩诊。叩诊应从上至下、两侧对比进行。每侧每一肋间隙至少应叩2个部位。

（6）叩诊肺下界：通常在右锁骨中线、腋中线和肩胛线上叩诊肺下界。嘱受检者平静呼吸，从肺野的清音区［一般前胸从第2或第3肋间隙，背部从肩胛线上第8肋间隙（即肩胛下角下缘）］开始叩诊，向下叩至浊音点。肺下界叩诊一般不在左锁骨中线上进行。

正常人在锁骨中线、腋中线和肩胛线上，肺下界分别是第6、第8和第10肋间隙。正常肺下界的位置可因体型和发育情况的不同而有所差异，如矮胖者的肺下界可上升1肋间隙，瘦长者可下降1肋间隙。

（7）叩诊肺下界移动度：相当于深呼吸时横膈移动范围。首先叩出平静呼吸时肺下界，然后嘱受检者做深吸气并且屏气，同时向下叩诊，由清音转为浊音处做一标记。待受检者恢复平静呼吸后再嘱其做深呼气，并且屏住呼吸，再由上而下，叩肺下界并做标记。深吸气和深呼气两个肺下界之间的距离即肺下界移动度（图1-19-3）。检查肺下界移动度一般叩肩胛线处，也可叩锁骨中线或腋中线处。

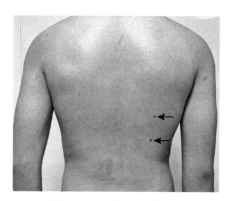

图1-19-3　肺下界移动度

→所指为标记点。

　　正常人肺下界移动度为6~8cm。肺下界移动度减弱见于肺气肿、肺不张、肺纤维化、肺水肿和肺部炎症等，气胸、胸腔积液、胸膜肥厚或膈肌麻痹时肺下界移动度也减少。

3.操作结束

（1）整理受检者衣物并致谢。

（2）报告检查结果：受检者双肺叩诊为清音，心肺和肝肺重叠处为浊音（如有异常声音，需描述其部位）；肺尖宽度为××cm；肺下界在锁骨中线、腋中线、肩胛线上分别位于第×、×、×肋间隙；肺下界移动度为××cm。

职业素质

1.着装整洁大方，言语文明，检查时认真仔细，具有良好的职业素质。

2.操作前与受检者进行有效沟通。

3.操作中动作轻柔、规范，体现爱伤意识。

4.操作后能告知受检者，能体现出对受检者的关爱。

考生易犯错误

1.检查时受检者体位不得当，未正确暴露检查部位。

2.间接叩诊法操作错误。

3.检查时左右两侧未进行对比叩诊。

4.叩诊音分辨错误。

扫码查看相关知识

项目 20　胸部听诊

　　1. 掌握肺部正常呼吸音听诊检查的内容、方法。

　　2. 熟悉肺部其他听诊音检查的方法及临床意义。

体格检查考试项目

　　正常呼吸音听诊检查。

操作流程

1. 操作前准备

（1）物品：听诊器。

（2）受检者：充分暴露胸部，取坐位于检查椅上，双上肢自然下垂。

（3）检查者：与受检者相对而坐。向受检者交代检查内容、目的及需要受检者配合的动作，并取得受检者同意。

2. 操作过程

（1）请受检者稍张口做均匀呼吸。

（2）正确使用听诊器（方法同测血压）。

（3）自肺尖开始，由上至下，按前胸、侧胸、背部的顺序沿肋间进行听诊。

　　听诊注意事项：应沿肋间进行并在左右对称部位对比听诊（图1-20-1）。①前胸：肺尖（锁骨上窝）听一处即可，每个前肋间隙至少听两处以上（心前区不与对侧对比不减分）。②侧胸：每个肋间隙可听一处。③背部：肺尖（肩胛上区）及肩胛间区听一处即可，肩胛下区每个肋间隙至少听两处以上。肺底应听到前胸第6肋间、侧胸第8肋间、背部第10肋间（考试时）。听诊肺尖、肺底时应让受检者深呼吸。每处均应至少听一个完整的呼吸周期。听诊过程中应在需要时嘱受检者"深呼吸、恢复平静呼吸、双手叉腰、转身或双手交叉抱肩"等以方便检查。

　　正常时能够听到三种呼吸音，分别是支气管呼吸音、支气管肺泡呼吸音和肺泡呼吸音。支气管呼吸音分布在喉部、胸骨上窝、背部第6、7颈椎及第1、2胸椎部附近，特点：呼气时间长、音强、调高，声音似将舌抬高，张口呼气时发出的"哈——"音。支气管肺泡呼吸音分布在胸骨角附近及肩胛间区第3、4胸椎水平，特点：吸气音似肺泡呼吸音的吸气音，音略强，调略高；呼气音似支气管呼吸音的呼气音，但音略弱，调略低；吸气和呼气时间、响度、音调大致相等。肺泡呼吸音分布在除支气管呼吸音和支气管肺泡呼吸音以外的肺泡部位，特点：吸气时间长、音强、调高，声音似上齿咬下唇，吸气时发出的"呋——"音。

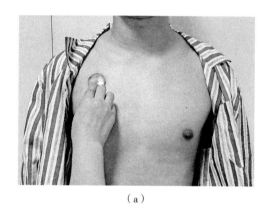（a）　　　　　　　　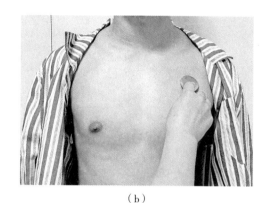（b）

图1-20-1　胸部听诊

3.操作结束

（1）整理受检者衣物并致谢。

（2）报告检查结果：双肺呼吸音是否清晰，有无增强或减弱，有无异常呼吸音，是否闻及干湿啰音，有无胸膜摩擦音，语音共振有无增强或减弱。

职业素质

1.着装整洁大方，言语文明，检查时认真仔细，具有良好的职业素质。

2.操作前与受检者进行有效沟通。

3.操作中动作轻柔、规范，体现爱伤意识。

4.操作后能告知受检者，能体现出对受检者的关爱。

考生易犯错误

1.检查时受检者体位不得当，未正确暴露检查部位。

2.检查顺序错误。

3.听诊器使用错误，如隔着衣服听诊。

扫码查看相关知识

项目 21　乳房检查

体格检查考试项目

乳房触诊检查的方法。

操作流程

1.操作前准备

（1）受检者：充分暴露胸部，取坐位于检查椅上，双上肢自然下垂，双臂高举过头或双手叉腰。

（2）检查者：与受检者相对而坐。向受检者交代检查内容、目的及需要受检者配合的动作，并取得受检者同意。

2.操作过程

（1）视诊：检查者面对受检者站立，观察两侧乳房是否对称，皮肤有无发红、溃疡、橘皮样改变，乳头的位置、大小、对称性，乳头有无内陷和分泌物。

（2）触诊

1）检查方法：检查者用指腹或手掌尺侧轻轻平放在受检者乳房上滑动触摸。

2）检查顺序：由浅入深，先检查健侧，后检查患侧；从外上象限开始，左侧顺时针检查，右侧逆时针检查，最后检查乳头（图1-21-1）。

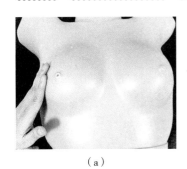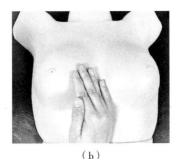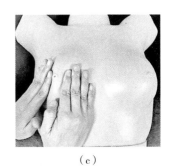

（a）　　　　　　　　　（b）　　　　　　　　　（c）

图1-21-1　乳房触诊检查

如触及包块需描述其部位、大小、外形、硬度、压痛、活动度，乳头有无触痛、硬结、溢液、弹性改变。

3.操作结束

（1）整理受检者衣物并致谢。

（2）报告检查结果：乳房是否对称，皮肤有无发红、溃疡、橘皮样改变；乳头的位置、大小、对称性；乳头有无内陷和分泌物，有无触痛、硬结、溢液；弹性有无改变；是否触及包块（如触及包块，需描述其部位、大小、外形、硬度、压痛、活动度）。

职业素质

1.着装整洁大方，言语文明，检查时认真仔细，具有良好的职业素质。

2.操作前与受检者进行有效沟通。

3.操作中动作轻柔、规范，体现爱伤意识。

4.操作后能告知受检者，能体现出对受检者的关爱。

考生易犯错误

1.检查时受检者体位不得当，未正确暴露检查部位。

2.检查顺序错误。

3.触诊方法错误。

扫码查看相关知识

项目 22　心脏视诊

学习目标

1.能叙述心脏视诊的方法及临床意义。

2.能运用心脏视诊的方法进行心脏的检查，并分析检查结果。

体格检查考试项目

心前区视诊（仰卧位）检查（需口述检查内容）。

操作流程

1.操作前准备

（1）受检者：取仰卧位。

（2）检查者：立于受检者右侧。

2.操作过程

（1）视诊方法：向受检者交代检查内容，取得合作。嘱受检者取仰卧位，充分暴露前胸部。首先侧视观察，检查者位于受检者右侧，下蹲体位，使双眼视线与胸廓受视部位呈切线位，观察心前区有无隆起和异常搏动（图1-22-1）；然后俯视观察，检查者取站立位，低头俯视整个前胸。

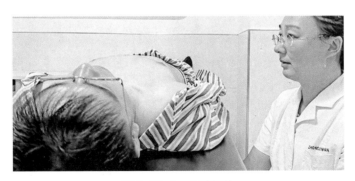

图1-22-1　心脏视诊

（2）视诊内容：包括心前区有无隆起、心尖搏动和心前区的异常搏动。

3.操作结束

（1）整理受检者衣物并致谢。

（2）报告检查结果：受检者心前区有无隆起，心尖搏动位置及范围，心前区有无异常搏动。

职业素质

1.着装整洁大方，言语文明，检查时认真仔细，具有良好的职业素质。

2.操作前与受检者进行有效沟通。

3.操作中动作轻柔、规范，体现爱伤意识。

4.操作后能告知受检者，能体现出对受检者的关爱。

考生易犯错误

1.考生视线位置不正确，遗漏侧视或俯视观察。

2.不能口述视诊的内容。

扫码查看相关知识

项目 23　心脏触诊

体格检查考试项目

心脏触诊检查（需口述检查内容，报告检查结果）。

操作流程

1. 操作前准备

（1）受检者：取仰卧位。

（2）检查者：立于受检者右侧。

2. 操作过程　触诊内容：心尖搏动、心前区搏动和震颤、心包摩擦感。

（1）心尖搏动：先将右手全手掌放于受检者左乳头下方的心前区，触感心尖搏动，然后用示指、中指指腹并拢触诊心尖搏动，感受其最强点的位置和范围。心尖搏动最强点一般位于第5肋间左锁骨中线内0.5~1.0cm，活动范围2.0~2.5cm。

（2）心前区搏动和震颤（图1-23-1）：触诊心前区搏动和震颤时，先用右手全手掌置于受检者心前区，然后逐渐缩小到用手掌尺侧（小鱼际），或者示指和中指并拢的指腹进行触诊。触诊顺序：二尖瓣区、肺动脉瓣区、主动脉瓣区、主动脉瓣第二听诊区、三尖瓣区。

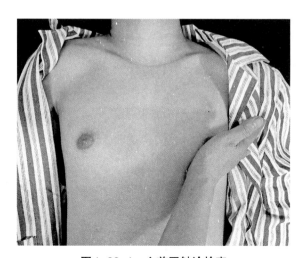

图1-23-1　心前区触诊检查

（3）心包摩擦感（图1-23-2）：检查心包摩擦感时，用右手小鱼际平贴于受检者心前区或胸骨左缘第3、4肋间隙进行触诊，必要时可嘱受检者取坐位稍前倾，于收缩期及呼气末进行触诊，此为心包摩擦感最佳触诊条件。若触及摩擦感，可嘱受检者屏气后再进行检查，以此鉴别胸膜摩擦感与心包摩擦感。心包摩擦感多呈收缩期和舒张期双相的粗糙摩擦感，但以收缩期明显。

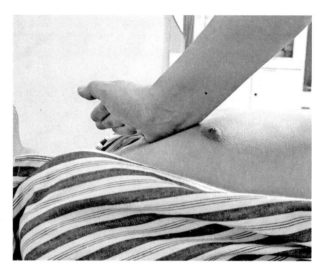

图1-23-2 心包摩擦感触诊检查

3.操作结束

（1）整理受检者衣物并致谢。

（2）报告检查结果：心尖搏动的具体位置（正常成人心尖搏动位于第5肋间，左锁骨中线内0.5~1.0cm），有无增强或减弱，心前区有无异常搏动，是否触及震颤和心包摩擦感。

职业素质

1.着装整洁大方，言语文明，检查时认真仔细，具有良好的职业素质。

2.操作前与受检者进行有效沟通。

3.操作中动作轻柔、规范，体现爱伤意识。

4.操作后能告知受检者，能体现出对受检者的关爱。

考生易犯错误

1.检查前无关爱意识。

2.检查方法错误。

3.触诊部位不正确。

4.触诊方法不正确，触诊时不能用力将手掌按压在胸壁上。

扫码查看相关知识

项目 24 心脏叩诊

学习目标

1.能叙述心脏叩诊的方法及临床意义。

2.能运用心脏叩诊方法进行心脏的检查，并判断检查结果。

体格检查考试项目

心脏叩诊检查（要求叩出受检者心脏相对浊音界，做标记并测量，报告检查结果）。

操作流程

1.操作前准备

（1）受检者：取仰卧位或坐位。

（2）检查者：位于受检者前面或右侧。

2.操作过程 心脏叩诊主要通过确定相对浊音界来了解心脏的大小和形态，采用间接叩诊法。叩诊原则：先左后右，先下后上，由外向内，逐肋叩诊。先叩出心左界：自左侧心尖搏动外2~3cm处（正常时从第5肋间开始），由外向内叩诊，当叩诊音由清变浊时做出标记，然后逐一肋间向上叩诊，直至第2肋间，将其标记点记录下来。心右界叩诊：先叩出肝上界（正常时位于右锁骨中线第5肋间），自肝上界上一肋间即第4肋间开始，逐次向上叩诊，方法同上。测量各标记点与前中线的距离，再测量左锁骨中线与前正中线的距离，正常值为8~10cm。正常人心脏相对浊音界如表1-24-1所示。

表1-24-1 正常人心脏相对浊音界

右（cm）	肋间	左（cm）
2~3	I	2~3
2~3	II	3.5~4.5
3~4	III	5~6
	IV	7~9

注：正常人锁骨中线距前正中线的距离为8~10cm。

3.操作结束

（1）整理受检者衣物并致谢。

（2）报告检查结果：报告实际测量结果，判断心脏相对浊音界是否正常。

职业素质

1.着装整洁大方，言语文明，检查时认真仔细，具有良好的职业素质。

2.操作前与受检者进行有效沟通。

3.操作中动作轻柔、规范，体现爱伤意识。

4.操作后能告知受检者，能体现出对受检者的关爱。

考生易犯错误

1.受检者体位不正确，应为坐位或仰卧位。

2.叩诊顺序不正确，应遵循16字原则：先左后右，先下后上，由外向内，逐肋叩诊。

3.叩诊方法不正确，板指每次移动的距离不应超过0.5cm。

4.不能记住心脏相对浊音界的正常值，导致结果与正常值相差甚远。

5.不能记住明显标记的位置：心尖搏动位置、乳头位置、肝上界位置。

6.忘记测量左锁骨中线至前正中线的距离。

扫码查看相关知识

项目 25　心脏听诊

▶▶ 学习目标

1.能叙述心脏听诊的方法及临床意义。

2.能运用心脏听诊方法进行心脏的检查，并分析检查结果。

体格检查考试项目

心脏听诊检查（需指出听诊区部位和名称，报告检查结果）。

操作流程

1.操作前准备

（1）受检者：取坐位或仰卧位。

（2）检查者：位于受检者前面或右侧。

2.操作过程　心脏瓣膜听诊区位置（图1-25-1）：①二尖瓣听诊区：正常在心尖部，即左锁骨中线内侧第5肋间。②肺动脉瓣听诊区：胸骨左缘第2肋间。③主动脉瓣听诊区：胸骨右缘第2肋间。④主动脉瓣第二听诊区：胸骨左缘第3、4肋间。⑤三尖瓣听诊区：在胸骨体下端，即胸骨左缘第4、5肋间。

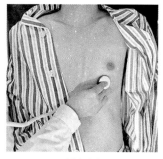
二尖瓣听诊区

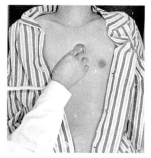
肺动脉瓣听诊区

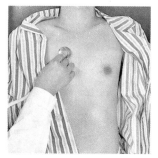
主动脉瓣听诊区

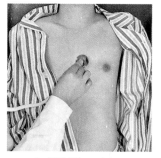
主动脉瓣第二听诊区

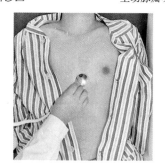
三尖瓣听诊区

图1-25-1　心脏瓣膜听诊区

听诊顺序（逆时针）：二尖瓣听诊区、肺动脉瓣听诊区、主动脉瓣听诊区、主动脉瓣第二听诊区、三尖瓣听诊区。心尖区听诊时间不少于30秒，若有心律不齐时，听诊时间不少于1分钟。

听诊内容：包括心率、心律、心音、杂音及心包摩擦音等。首先要计数心率，同时注意心律是否整齐。

3.操作结束

（1）整理受检者衣物并致谢。

（2）报告检查结果：报告每分钟实测心率次数，以多少次/分表示；心律是否规整；心音有无异常；有无额外心音；有无心脏杂音和心包摩擦音。例如，该受检者心脏听诊正常，心率80次/分，心律整齐，各瓣膜听诊区未闻及杂音。

职业素质

1.着装整洁大方，言语文明，检查时认真仔细，具有良好的职业素质。

2.操作前与受检者进行有效沟通。

3.操作中动作轻柔、规范，体现爱伤意识。

4.操作后能告知受检者，能体现出对受检者的关爱。

考生易犯错误

1.听诊位置不正确或听诊部位指认错误。

2.听诊顺序不正确。

3.不能回答相关问题。

扫码查看相关知识

项目 26　血管检查

体格检查考试项目

水冲脉检查（需口述检查结果）。

操作流程

1.操作前准备

（1）物品：听诊器。

（2）受检者：取站立位。

（3）检查者：立于受检者右侧。

2.操作过程　外周血管的检查包括脉搏、周围血管征、血管杂音。

（1）脉搏：参见第一部分"项目二　脉搏测量"。

（2）周围血管征

1）水冲脉：检查者右手四指放于受检者手腕的掌面，示指、中指、环指指腹触于桡动脉上，握其手腕将其上肢举过头顶，如感知动脉有冲击样搏动，称为水冲脉阳性（图1-26-1），主要见于主动脉瓣关闭不全、甲状腺功能亢进症等。同法检查对侧。

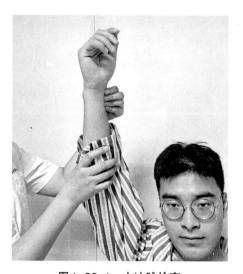

图1-26-1　水冲脉检查

2）毛细血管搏动征：检查者用手指轻压受检者的指甲末端，可使局部发白，如发生有规律的红白交替改变，称为毛细血管搏动征阳性（图1-26-2）。同法检查对侧。

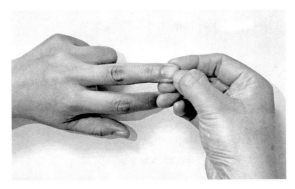

图1-26-2　毛细血管搏动征检查

3）枪击音：常选择外周较大的动脉（如股动脉、肱动脉等）进行检查。检查时，轻放听诊器膜型体件于受检者肱动脉表面，可闻及与心跳一致、短促如射枪的声音，即为阳性，主要见于主动脉瓣关闭不全、甲状腺功能亢进症等。同法检查对侧。

4）Duroziez双重杂音：将听诊器钟型体件稍加压，放于受检者股动脉表面，并使体件开口方向稍偏向近心端，若闻及收缩期与舒张期双期吹风样杂音，即为阳性。同法检查对侧。

（3）血管杂音

1）静脉杂音：一般不明显。

2）颈静脉营营声：在颈根部近锁骨处，尤其是右侧，可出现低调、柔和、连续性杂音，坐位及站立时明显。指压颈静脉暂时中断血流，杂音可消失，属于无害性杂音。

3）腹壁静脉曲张：肝硬化门静脉高压引起腹壁静脉曲张时，可在脐周或上腹部闻及连续性静脉营营声。

3.操作结束

（1）整理受检者衣物并致谢。

（2）报告检查结果：脉搏的频率，有无周围血管征（有无水冲脉、毛细血管搏动征、枪击音、Duroziez双重杂音），有无血管杂音。

职业素质

1.着装整洁大方，言语文明，检查时认真仔细，具有良好的职业素质。

2.操作前与受检者进行有效沟通。

3.操作中动作轻柔、规范，体现爱伤意识。

4.操作后能告知受检者，能体现出对受检者的关爱。

考生易犯错误

1.操作不标准（因为这些操作平时很少做，因此比较生疏）。

2.不能回答各检查项目的观察指标。

3.没有两侧对比检查。

扫码查看相关知识

第四部分　腹部检查

项目 27　腹部视诊

体格检查考试项目

1.腹部外形检查。

2.呼吸运动检查。

3.腹壁静脉检查。

4.胃肠型和蠕动波检查。

操作流程

1.操作前准备

（1）物品：免洗洗手液、口罩、帽子、记录纸、笔、软尺。

（2）受检者：取仰卧位，双下肢屈曲，充分暴露腹部（上至剑突，下至耻骨联合）（图1-27-1）。

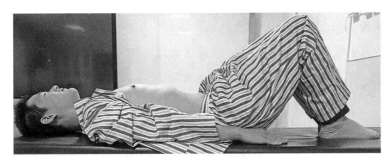

图1-27-1　腹部视诊受检者体位

（3）检查者：立于受检者右侧，面对受检者。按照自上而下的顺序或自侧面沿切线方向进行全腹部的视诊。

2.操作过程

（1）**腹部外形**：正常人腹部外形对称。平卧位时，腹壁大致位于肋缘与耻骨联合连线的水平或略低位置，称为腹部平坦。高于肋缘与耻骨联合连线的水平，称为腹部膨隆。低于肋缘与耻骨联合连线的水平，称为腹部凹陷。全腹膨隆可见于腹水、胃肠胀气及巨大肿块等患者。全腹凹陷可见于消瘦和脱水患者。

（2）**腹壁皮肤**：腹壁皮肤检查时除应注意有无发红、苍白、黄染或脱水外，还应检查色素、腹纹、皮疹、瘢痕、疝等。

（3）**呼吸运动**：正常成人男性及儿童以腹式呼吸为主，女性则以胸式呼吸为主。腹式呼吸运动减弱或消失，常见于膈肌上升、剧烈腹痛、膈肌麻痹。腹式呼吸运动受限，常见于急性腹膜炎、腹肌和膈肌痉挛强直。

（4）**腹壁静脉**：正常人的腹壁静脉一般看不清楚，但在腹壁皮肤薄而松弛的老年人身上可看出。病理状态下可见腹壁静脉曲张。

腹壁静脉血流方向：正常时脐部水平线以上的腹壁静脉自下而上流入上腔静脉，脐部水平线以下的腹壁静脉自上而下流入下腔静脉。门静脉高压形成侧支循环时，血流方向与正常者相同。上腔静脉阻塞时，脐部水平线以上的腹壁血流方向向下。下腔静脉阻塞时，脐部水平线以下的腹壁血流方向向上。

腹壁静脉检查方法：选择一段没有分支的腹壁静脉，检查者将示指和中指并拢压在静脉上，然后将一只手指沿着静脉紧压而向外移动3~5cm，挤空静脉中的血液。放松这一手指，另一手指仍紧压静脉。若此段挤空的静脉迅速充盈，说明静脉血流方向为从放松的手指一端流向紧压的手指一端。

（5）**胃肠型及蠕动波**：正常人腹部一般看不到胃肠型及蠕动波。胃肠道发生梗阻时，可呈现胃肠的轮廓，称为胃型或肠型。同时伴有该部位的蠕动增加，可以看到蠕动波。

3.操作结束

（1）整理受检者衣物并致谢。

（2）报告检查结果：受检者腹部外形（平坦、膨隆、凹陷）；以胸式/腹式呼吸运动为主；是否有腹壁静脉曲张（如有，需描述血流方向）；有无胃肠型和蠕动波。

职业素质

1.着装整洁大方，言语文明，检查时认真仔细，具有良好的职业素质。

2.操作前与受检者进行有效沟通。

3.操作中动作轻柔、规范，体现爱伤意识。

4.操作后能告知受检者，能体现出对受检者的关爱。

考生易犯错误

1.检查时受检者体位不得当。

2.检查顺序错误。

3.腹部视诊内容回答不全。

4.腹部视诊时没有自侧面沿切线方向观察。

5.不能正确回答腹壁静脉曲张的临床意义。

扫码查看相关知识

项目28 腹壁紧张度、压痛与反跳痛检查

>> 学习目标

1.掌握腹壁紧张度、压痛与反跳痛的检查方法。

2.掌握腹壁紧张度、压痛与反跳痛的临床意义。

体格检查考试项目

1.腹壁紧张度检查。

2.压痛与反跳痛检查。

操作流程

1.操作前准备

（1）物品：免洗洗手液、口罩、帽子。

（2）受检者：取仰卧位，双下肢屈曲，充分暴露腹部（上至剑突，下至耻骨联合）。

（3）检查者：立于受检者右侧，面对受检者。

2.操作过程

（1）腹壁紧张度检查：应采用浅部触诊法（图1-28-1）。正常人腹壁有一定的张力，但触之柔软。若检查者手过凉或受检者怕痒，可致反射性肌紧张，不属于异常情况。

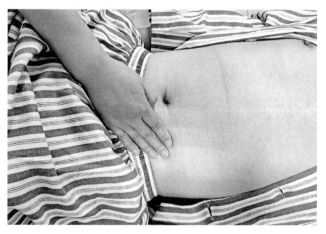

图1-28-1 腹壁紧张度检查

腹壁紧张度增加：触诊腹壁时有明显的肌肉紧张，不易下压，称为腹壁紧张度增加，见于肠胀气、急性腹膜炎等。有时腹壁硬如木板，称板状腹，见于急性胃肠穿孔。腹壁呈揉面感见于结核性腹膜炎等。

腹壁紧张度减低：触诊腹壁时，手指按压时感觉腹壁松软无力、失去弹性，称为腹壁紧张度减低。全腹紧张度减低，常见于慢性消耗性疾病或大量放腹水后的患者。局部紧张度减低较少，多由于局部的腹肌瘫痪或缺陷所致。

（2）压痛与反跳痛检查：检查者用手指指腹触诊受检者腹部时，观察其有无疼痛反应（图1-28-2）。当出现压痛后，检查者用并拢的示指和中指按压于原处停留片刻后突然抬起，若受检者腹痛骤然加重、表情痛苦，称为反跳痛。

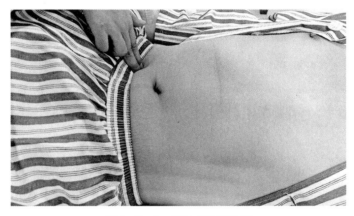

图1-28-2　麦氏点压痛检查

3.操作结束

（1）整理受检者衣物并致谢。

（2）报告检查结果：受检者腹壁柔软（柔韧感、板状、紧张度减低）；有无压痛及反跳痛（如有，需描述其部位）。

职业素质

1.着装整洁大方，言语文明，检查时认真仔细，具有良好的职业素质。

2.操作前与受检者进行有效沟通。

3.操作中动作轻柔、规范，体现爱伤意识。

4.操作后能告知受检者，能体现出对受检者的关爱。

考生易犯错误

1.检查时受检者体位不得当。

2.不能说出浅部触诊和深部触诊的区别。

3.对于腹壁紧张度的检查无从下手。

4.反跳痛检查操作错误。

扫码查看相关知识

项目 29　肝脏触诊

体格检查考试项目

肝脏触诊检查。

操作流程

1.操作前准备

（1）物品：免洗洗手液、口罩、帽子、记录纸、笔、软尺。

（2）受检者：取仰卧位，双下肢屈曲，充分暴露腹部（上至剑突，下至耻骨联合）。

（3）检查者：立于受检者右侧，面对受检者。

2.操作过程　触诊肝脏既可采用单手触诊法，也可采用双手触诊法。

（1）单手触诊法：检查者面对受检者，右手掌平放于受检者右下腹腹直肌外缘处，髂前上棘连线水平，前臂应与腹部表面在同一水平。2~5指并拢，示指与中指指端桡侧缘（或示指与中指指端）对向右肋缘，腕关节自然伸直，手掌贴在腹壁上。随受检者腹式呼吸的腹壁起伏，呼气时，右手轻柔下压向腹深部并前顶；吸气时，右手在继续施压中随腹壁抬起，并迎触肝下缘。若未触及，于再次呼吸时逐渐向上方滑动触诊，直至季肋缘。感受吸气时腹部隆起过程中右手被动上抬时，有无肝脏从指下滑过，每次上移不超过2cm，检查至肝脏边缘或肋缘。

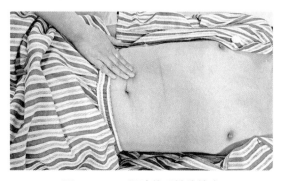

图1-29-1　肝脏单手触诊检查

需要在右锁骨中线及前正中线上分别触诊肝下缘。并测量其与右肋下缘及剑突根部的距离，以厘米表示。

（2）双手触诊法（图1-29-2）：检查者面对受检者，左手掌面平托于受检者右后胸壁11~12肋部位，拇指置于季肋部按压右下胸壁，限制其吸气时胸壁扩张，右手位置同单手触诊手法。左手托住受检者右腰部，拇指张开置于季肋部，触诊时左手向上托推。右手触诊方法与单手触诊相同。

（3）检查内容：当触到肝脏后，应注意其大小、硬度、表面及边缘情况、压痛、搏动。

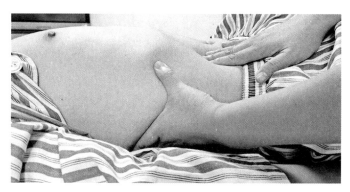

图1-29-2　肝脏双手触诊检查

3.操作结束

（1）整理受检者衣物并致谢。

（2）报告检查结果：是否触及肝脏，如触及肝脏应描述其大小、硬度、表面及边缘情况、压痛、搏动。

职业素质

1.着装整洁大方，言语文明，检查时认真仔细，具有良好的职业素质。

2.操作前与受检者进行有效沟通。

3.操作中动作轻柔、规范，体现爱伤意识。

4.操作后能告知受检者，能体现出对受检者的关爱。

考生易犯错误

1.检查时受检者体位不得当。

2.没有注意肝脏触诊需在右锁骨中线和前正中线上进行。

3.没有按要求做肝脏的单手触诊和双手触诊。

4.触诊过程中，手指离开腹壁（应不离开腹壁，逐渐向肝缘方向滑动）。

扫码查看相关知识

项目 30 胆囊触诊

>> 学习目标

1.掌握深部滑行触诊法。

2.掌握胆囊触诊的检查方法。

3.掌握墨菲征的检查方法。

4.掌握胆囊肿大及墨菲征阳性的临床意义。

5.熟悉胆囊的体表位置。

体格检查考试项目

1.胆囊触诊检查。

2.墨菲征检查。

操作流程

1.操作前准备

（1）物品：免洗洗手液、口罩、帽子。

（2）受检者：取仰卧位，双下肢屈曲，充分暴露腹部（上至剑突，下至耻骨联合）。

（3）检查者：立于受检者右侧，面对受检者。

2.操作过程 胆囊触诊检查前，首先应了解胆囊点的定位。胆囊点位于右腹直肌外缘与右肋缘交界处（图1-30-1）。

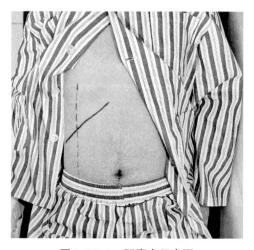

图1-30-1 胆囊点示意图

（1）胆囊触诊检查：检查者面对受检者，右手掌平放于受检者右下腹腹直肌外缘处，髂前上棘连线水平，前臂应与腹部表面在同一水平。2~5指并拢，示指与中指指端桡侧缘（或示指与中指指端）对向右肋缘，腕关节自然伸直，手掌贴在腹壁上（图1-30-2）。随受检者腹式呼吸的腹壁起伏，呼气时，右手轻柔下压向腹深部并前顶；吸气时，右手在继续施压中随腹壁抬起，并迎触胆囊。若未触及，于再次呼吸时逐渐向上方滑动触诊，直至季肋缘。感受吸气时腹部隆起过程中右手被动上抬时，有无胆囊从指下滑过，每次上移不超过2cm，检查至右肋缘。

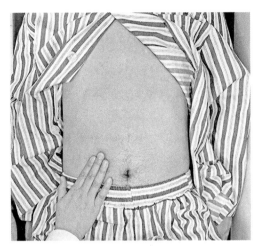

图1-30-2   胆囊触诊检查

（2）墨菲征检查：检查者立于受检者右侧，先辨认出胆囊点（右肋缘与腹直肌外缘交点处），将左手掌平放在受检者右肋下部，以拇指指腹勾压于右肋下胆囊点处（图1-30-3）。注视受检者面部表情，然后嘱受检者深吸气，观察吸气过程中是否因拇指按压处疼痛而突然屏气或出现痛苦表情。

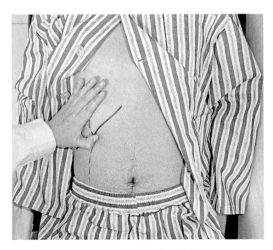

图1-30-3   墨菲征检查

3.操作结束

（1）整理受检者衣物并致谢。

（2）报告检查结果：是否触及胆囊，墨菲征阴性/阳性。

职业素质

1.着装整洁大方，言语文明，检查时认真仔细，具有良好的职业素质。

2.操作前与受检者进行有效沟通。

3.操作中动作轻柔、规范，体现爱伤意识。

4.操作后能告知受检者，能体现出对受检者的关爱。

考生易犯错误

1.检查时受检者体位不得当。

2.平时没有复习到该知识点，考试时难以正常操作。

3.触诊过程中，深部滑行触诊手法不正确。

扫码查看相关知识

项目 31　脾脏触诊

>> **学习目标**

1.掌握脾脏的触诊方法。

2.掌握脾大的分度。

3.掌握中、重度脾大的测量方法。

4.熟悉脾脏的体表位置。

体格检查考试项目

脾脏触诊检查。

操作流程

1.操作前准备

（1）物品：免洗洗手液、口罩、帽子、记录纸、笔、软尺。

（2）受检者：取仰卧位，双下肢屈曲，充分暴露腹部（上至剑突，下至耻骨联合）。

（3）检查者：立于受检者右侧，面对受检者。

2.操作过程　脾脏触诊包括仰卧位触诊和侧卧位触诊。一般采用双手触诊法，仅在脾脏明显增大（巨脾）而位置又较表浅时采用右手单手触诊。

（1）仰卧位触诊（图1-31-1）：用左手绕过受检者胸前托于左侧、后胸壁7~10肋（或8~11肋）处，将脾脏从后向前托起，右手掌平放于下腹壁，示指、中指指端桡侧缘对向左肋缘，随受检者呼吸腹壁起伏，从脐部和左下腹部逐渐向左肋缘进行触诊，直至触及脾缘或左肋缘（手法与肝脏触诊相同）。

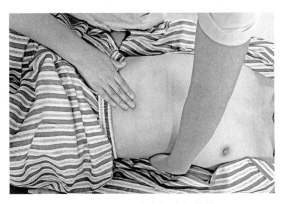

图1-31-1　脾脏仰卧位触诊

（2）侧卧位触诊（图1-31-2）：当受检者脾脏较小，仰卧位触诊不到脾脏时，可采用侧卧位触诊。受检者取右侧卧位，右下肢伸直，左下肢屈曲。用双手触诊法进行操作。面向受检者，躬身或稍下蹲位检查，左手托于其左侧后胸壁7~10肋（或8~11肋）处，右手平置于脐部，示指、中指指端桡侧缘对向左肋缘，随受检者呼吸腹壁起伏，逐次触向左肋弓之内下（手法与肝脏触诊相同）。

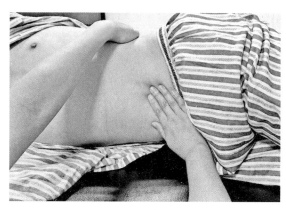

图1-31-2　脾脏侧卧位触诊

（3）检查内容：正常情况下，脾脏不能触及，触到脾脏后要注意其大小、硬度、表面情况、压痛，并测量脾脏大小。

（4）脾脏测量：触及中、重度脾大，在平静呼吸状态下，采用三线测量法按厘米计量脾的大小：Ⅰ线，左锁骨中线上肋弓缘至脾下缘距离；Ⅱ线，左锁骨中线与左肋弓缘交点至脾尖最远处的距离；Ⅲ线，脾右缘极点至前正中线的距离，若在正中线以右用"+"号标示，若在正中线以左用"-"号标示。轻度脾大者只测量Ⅰ线。

（5）脾大分度：①轻度增大：指脾下缘不超过左肋下2cm者。②中度增大：指脾下缘超过左肋下2cm，但在脐水平线以上者。③高度增大：指脾下缘超过脐水平线或前正中线者，即巨脾。

3.操作结束

（1）整理受检者衣物并致谢。

（2）报告检查结果：是否触及脾脏，如触及脾脏应描述其大小、硬度、表面情况、压痛，并测量其大小。

职业素质

1.着装整洁大方，言语文明，检查时认真仔细，具有良好的职业素质。

2.操作前与受检者进行有效沟通。

3.操作中动作轻柔、规范，体现爱伤意识。

4.操作后能告知受检者，能体现出对受检者的关爱。

考生易犯错误

1.检查时受检者体位不得当。

2.触诊手法错误，主要是左手位置放置错误。

扫码查看相关知识

项目 32　肝界叩诊

>> 学习目标

1.掌握间接叩诊手法。

2.掌握肝脏上界及下界的叩诊方法。

3.掌握肝脏上、下界的正常范围。

体格检查考试项目

1.肝脏上界的叩诊检查。

2.肝脏下界的叩诊检查。

操作流程

1.操作前准备

（1）物品：免洗洗手液、口罩、帽子、记录纸、笔、软尺。

（2）受检者：取仰卧位，双下肢屈曲，充分暴露腹部（上至剑突，下至耻骨联合）。

（3）检查者：立于受检者右侧，面对受检者。

2.操作过程　应用叩诊方法确定肝脏的上、下界。肝脏上界一部分被肺组织所遮盖，叩诊呈浊音，为肝脏相对浊音界。

检查方法（图1-32-1）：自右侧锁骨中线第2肋间开始，由上向下逐个肋间进行叩诊，当清音变浊音时，即为肝上界。正常人肝上界一般位于右锁骨中线第5肋间。肝下界叩诊时，一般在右侧锁骨中线及前正中线上，自下而上进行叩诊，当叩诊音由鼓音变为浊音时，即为肝下界。在临床中，由于肝下界与胃、结肠等脏器重叠，故多采用触诊法确定肝下界。

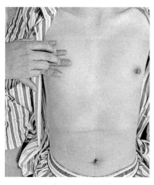
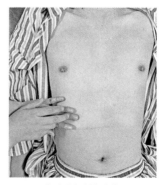

（a）肝上界叩诊　　　　　　　（b）肝下界叩诊

图1-32-1　肝界叩诊

正常人肝脏上下径为9~11cm（图1-32-2）。

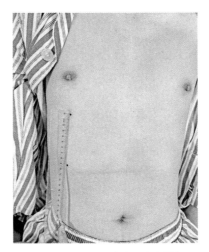

图1-32-2　肝脏上下径测量

3.操作结束

（1）整理受检者衣物并致谢。

（2）报告检查结果：受检者肝上界位于右锁骨中线第 × 肋间；肝脏上下径为 × × cm。

职业素质

1.着装整洁大方，言语文明，检查时认真仔细，具有良好的职业素质。

2.操作前与受检者进行有效沟通。

3.操作中动作轻柔、规范，体现爱伤意识。

4.操作后能告知受检者，能体现出对受检者的关爱。

考生易犯错误

1.检查时受检者体位不得当。

2.不能严格按照考试要求去操作。

3.测量肝脏上下径时，肝脏上下界均为叩诊。正确为：肝上界叩诊所得，肝下界触诊所得。

4.记不住正常值，导致叩诊结果与正确答案不一致。

扫码查看相关知识

项目 33　移动性浊音叩诊

体格检查考试项目

腹部移动性浊音的叩诊检查。

操作流程

1.操作前准备

（1）物品：免洗洗手液、口罩、帽子、记号笔。

（2）受检者：取仰卧位，双下肢屈曲，充分暴露腹部。

（3）检查者：立于受检者右侧，面对受检者。

2.操作过程

（1）检查方法（图1-33-1）：首先自受检者腹中部脐水平向左侧腹部叩诊，直至出现浊音，左手扳指不离开腹壁，请受检者右侧卧位继续叩诊，若叩诊音变为鼓音，则为移动性浊音阳性。自该处继续向右侧腹部叩诊，直至再度出现浊音，再请受检者左侧卧位，同样方法叩诊。

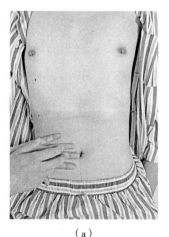

（a）

图1-33-1　移动性浊音叩诊

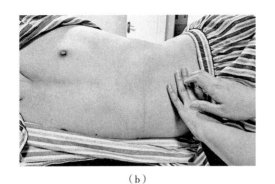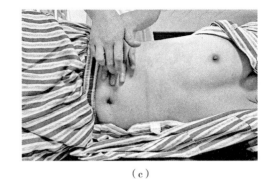

（b）　　　　　　　　　　　　　（c）

图1-33-1（续图）

（2）临床意义：移动性浊音阳性，提示腹腔内有积液且量在1000ml以上。

3.操作结束

（1）整理受检者衣物并致谢。

（2）报告检查结果：受检者移动性浊音阴性/阳性。

职业素质

1.着装整洁大方，言语文明，检查时认真仔细，具有良好的职业素质。

2.操作前与受检者进行有效沟通。

3.操作中动作轻柔、规范，体现爱伤意识。

4.操作后能告知受检者，能体现出对受检者的关爱。

考生易犯错误

1.检查时受检者体位不得当。正确体位：平卧位→右侧卧位→左侧卧位。

2.间接叩诊法错误，如在叩诊过程中左手板指离开腹壁，出现滞指、斜指等错误的叩诊手法。

3.叩诊顺序错误。正确顺序：腹中部→左侧腹部→右侧腹部→腹中部→左侧腹部。

扫码查看相关知识

项目 34 腹部听诊

>> 学习目标

1.掌握听诊器的正确使用方法。

2.掌握肠鸣音异常的临床意义。

3.掌握各种血管杂音的临床意义。

4.熟悉肠鸣音及血管杂音的听诊部位。

体格检查考试项目

1.肠鸣音检查。

2.血管杂音检查。

操作流程

1.操作前准备

（1）物品：免洗洗手液、口罩、帽子、听诊器。

（2）受检者：取仰卧位，双下肢屈曲，充分暴露腹部。

（3）检查者：立于受检者右侧，面对受检者。

2.操作过程 腹部听诊时，应将听诊器膜式体件置于受检者腹壁上，按照由上向下、由左向右的顺序进行全面听诊（图1-34-1）。听诊内容主要有肠鸣音、血管杂音、摩擦音和搔弹音。

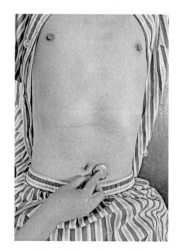

图1-34-1 腹部听诊

（1）肠鸣音：正常情况下，肠鸣音频率为每分钟4~5次。肠鸣音亢进为频率大于每分钟10次，且声音响亮高亢，临床见于机械性肠梗阻。肠鸣音活跃为频率达到每分钟10次以上，且音调并不高亢，临床见于急性胃肠炎或服用泻药后。肠鸣音连续数3~5分钟才听到一次，称为肠鸣音减弱；始终听不到则为肠鸣音消失，临床见于急性腹膜炎肠麻痹。

（2）血管杂音

1）检查方法：将听诊器体件置于受检者腹壁上进行听诊。

2）临床意义：肾动脉狭窄，在上腹部两侧可听到强弱不等、吹风样、较粗糙的收缩期血管杂音。腹主动脉狭窄，在上腹中部可听到收缩期杂音，下肢血压低于上肢。门静脉高压，在脐周部或在上腹部剑突下可听到一连续的静脉"潺潺"声，音调低、弱。

3.操作结束

（1）整理受检者衣物并致谢。

（2）报告检查结果：受检者肠鸣音为××次/分；是否闻及血管杂音，如有血管杂音需描述其部位及性质。

职业素质

1.着装整洁大方，言语文明，检查时认真仔细，具有良好的职业素质。

2.操作前与受检者进行有效沟通。

3.操作中动作轻柔、规范，体现爱伤意识。

4.操作后能告知受检者，能体现出对受检者的关爱。

考生易犯错误

1.检查时受检者体位不得当。

2.听诊部位不正确。肠鸣音的正确听诊部位应在脐周或下腹部。

3.检查完毕不主动报告检查结果。

4.不能记住血管杂音的正确听诊部位。

扫码查看相关知识

第五部分　脊柱与四肢检查

项目 35　脊柱检查

>> **学习目标**

1. 掌握脊柱生理弯曲、脊柱活动度、脊柱压痛及叩击痛的检查方法。
2. 掌握脊柱检查的临床意义。
3. 熟悉脊柱的组成。

体格检查考试项目

脊柱检查（弯曲度、活动度、压痛、叩击痛）。

操作流程

1.操作前准备

（1）物品：叩诊锤（可用）。

（2）受检者：取坐位或站立位，充分暴露躯干，双上肢自然下垂。

（3）检查者：立于受检者后面。

2.操作过程

（1）检查者站位正确，告知受检者体位正确。

（2）检查内容和方法

1）脊柱弯曲度视诊检查：观察脊柱生理弯曲是否存在，有无脊柱侧弯、病理性前凸和后凸畸形。

2）脊柱活动度检查：①颈椎活动度检查：双手固定受检者双肩，嘱受检者做颈部前屈、后伸、左右侧屈、左右旋转运动，观察受检者颈椎活动度。②腰椎活动度检查：双手固定受检者骨盆，嘱受检者做腰部前屈、后伸、左右侧屈、左右旋转运动，观察受检者腰椎活动度。

3）脊柱压痛检查：用拇指或示指指腹自上而下依次按压受检者颈椎、胸椎、腰椎、骶椎棘突和椎旁肌肉，发现压痛点时需重复检查确认（图1-35-1）。

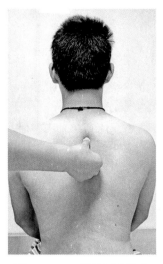

图 1-35-1　脊柱压痛检查

4）脊柱叩击痛检查（图 1-35-2）：①直接叩击法：以中指或叩诊锤依次轻叩受检者各个椎体棘突，了解各部位有无疼痛。②间接叩击法：将左手置于受检者头顶部，右手半握拳以小鱼际肌部位叩击左手背，了解各部位有无疼痛。

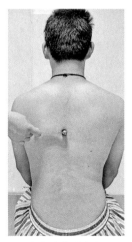
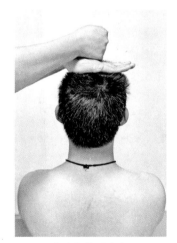

（a）直接叩击法　　　　　　　（b）间接叩击法

图 1-35-2　脊柱叩击痛检查

3.操作结束

（1）帮助受检者整理衣物并致谢。

（2）报告检查结果：受检者脊柱弯曲度是否正常，活动度是否正常，有无压痛、叩击痛。

职业素质

1.着装整洁大方，言语文明，检查时认真仔细，具有良好的职业素质。

2.操作前与受检者进行有效沟通。

3.操作中动作轻柔、规范，体现爱伤意识。

4.操作后能告知受检者检查结果及注意事项等，能体现出对受检者的关爱。

考生易犯错误

1.检查时受检者体位不得当。

2.检查项目遗漏。

扫码查看相关知识

项目 36　手部及其关节检查

>> **学习目标**

1.掌握手部及其关节视诊检查的内容及检查方法。

2.掌握手及关节异常的临床意义。

3.熟悉手的休息位及功能位。

体格检查考试项目

手部及其关节视诊检查。

操作流程

1.操作前准备

（1）受检者：取立位、坐位或仰卧位，双手自然放松并充分暴露。

（2）检查者：站在受检者前面或右侧。

2.操作过程

（1）检查者站位正确，告知受检者体位、姿势正确。

（2）视诊并口述检查内容及结果：①双手有无红肿、皮肤破溃、皮下出血、肌萎缩等。②手指末端有无发绀、苍白，有无杵状指、反甲（匙状甲）等。③双手指关节有无畸形、肿胀、活动受限等。

3.操作结束

（1）帮助受检者整理衣物并致谢。

（2）报告检查结果：手部及其关节视诊有无异常。

职业素质

1.着装整洁大方，言语文明，检查时认真仔细，具有良好的职业素质。

2.操作前与受检者进行有效沟通。

3.操作中动作轻柔、规范，体现爱伤意识。

4.操作后能告知受检者检查结果及注意事项等，能体现出对受检者的关爱。

考生易犯错误

1.检查时受检者体位不得当。
2.检查项目遗漏。

扫码查看相关知识

项目 37　四肢关节检查

>> **学习目标**

1. 掌握四肢诊检查的内容及检查方法。
2. 掌握四肢检查异常的临床意义。
3. 熟悉四肢检查时受检者体位。

体格检查考试项目

小腿和膝关节检查。

操作流程

1.操作前准备

（1）受检者：取坐位或仰卧位，双侧下肢自然放松并充分暴露。

（2）检查者：位于受检者前面或右侧。

2.操作过程

（1）检查者站位正确，告知受检者体位、姿势正确。

（2）检查内容

1）双侧小腿和膝关节视诊：观察受检者双侧小腿有无皮损或溃烂、皮下出血、表浅静脉曲张、水肿，有无粗细不等、肿胀等。双膝关节有无畸形、肿胀、活动受限等。

2）双侧小腿和膝关节触诊：按压受检者胫前皮肤，观察有无凹陷。按压膝关节，观察有无压痛，周围有无包块。

3）浮髌试验：检查者左手拇指和其余手指分别固定在受检者膝关节上方两侧，右手拇指和其余手指分别固定在受检者膝关节下方两侧，以一手示指按压髌骨，了解髌骨有无浮动感。髌骨若有浮动感，则为浮髌试验阳性。

4）膝关节活动度检查：受检者膝关节屈曲，观察其小腿后部与大腿后部能否相贴，关节能否伸直。

3.操作结束

（1）帮助受检者整理衣物并致谢。

（2）报告检查结果：受检者双侧小腿有无皮损或溃烂、皮下出血、表浅静脉曲张、水肿，有无粗细不等、肿胀等。双膝关节有无畸形、肿胀、活动受限、水肿、压痛；浮髌试验阴性/阳性。

职业素质

1.着装整洁大方，言语文明，检查时认真仔细，具有良好的职业素质。

2.操作前与受检者进行有效沟通。

3.操作中动作轻柔、规范，体现爱伤意识。

4.操作后能告知受检者检查结果及注意事项等，能体现出对受检者的关爱。

考生易犯错误

1.检查时受检者体位不得当，肢体应位于功能位。

2.检查项目（视诊、触诊、运动功能检查）遗漏。

扫码查看相关知识

项目 38　神经反射检查

▶▶学习目标

1.掌握浅反射、深反射的检查方法。

2.掌握神经反射亢进、减弱或消失的临床意义。

3.熟悉反射弧的组成。

体格检查考试项目

1.腹壁反射。

2.肱二头肌反射。

3.膝反射。

4.跟腱反射。

操作流程

1.操作前准备

（1）物品：竹签、叩诊锤。

（2）受检者：腹壁反射时取仰卧位；肱二头肌反射时取坐位；膝反射时取坐位或仰卧位；跟腱反射时取跪位或仰卧位。

（3）检查者：站在受检者右侧。

2.操作过程

（1）腹壁反射

1）告知受检者取仰卧位，双上肢自然伸直置于躯干两旁，双下肢屈曲。检查者站在受检者右侧，嘱受检者放松腹部。

2）检查方法（图1-38-1）：检查者用叩诊锤尾端或竹签，分别由外向内沿受检者左右肋弓缘下方轻划其腹壁皮肤（上腹壁反射），由外向内沿左右脐水平轻划皮肤（中腹壁反射），由外向内沿左右腹股沟上方轻划皮肤（下腹壁反射）。检查者需检查双侧反射。

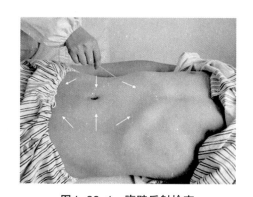

图1-38-1　腹壁反射检查

→所示为上、中、下腹壁反射划皮肤的方向。

3）报告正常表现：正常时腹部肌肉收缩。

（2）肱二头肌反射

1）坐位检查（图1-38-2）：告知受检者取坐位，双上肢自然悬垂于躯干两侧。检查者左手托起受检者肘部使其屈肘，前臂稍内旋置于检查者前臂上，检查者左手拇指置于受检者肱二头肌肌腱上，右手持叩诊锤叩击检查者拇指。检查者需检查双侧反射。

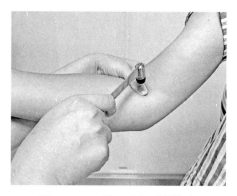

图1-38-2　肱二头肌反射检查

2）卧位检查：检查者左手托起受检者肘部并使其屈肘，前臂稍内旋置于受检者腹部，检查者左手拇指置于受检者肱二头肌肌腱上，右手持叩诊锤叩击检查者拇指。检查者需检查双侧反射。

3）报告正常表现：肱二头肌反射正常表现为叩击肱二头肌肌腱时引发肱二头肌收缩，前臂屈曲动作。

（3）膝反射（三种体位任选其一）

1）卧位检查：告知受检者取仰卧位，检查者站在受检者右侧。

检查手法：检查者左手置于受检者腘窝处，托起受检者膝关节，并使之屈曲120°~130°，右手持叩诊锤叩击其髌骨下缘和胫骨粗隆之间的股四头肌肌腱。检查者需检查双侧反射。

2）坐位检查1（图1-38-3）：告知受检者取坐位，自然屈曲膝关节约90°。检查者站在受检者右侧。

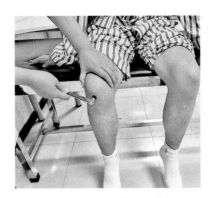

图1-38-3　膝反射检查（坐位）

检查手法：检查者左手置于受检者髌骨上方股四头肌肌腱处，轻轻托起受检者膝关节，右手持叩诊锤叩击其髌骨下缘和胫骨粗隆之间的股四头肌肌腱。检查者需检查双侧反射。

3）坐位检查2：告知受检者取坐位，自然屈曲膝关节成90°左右，然后将一侧下肢架于另一侧下肢之上，放松（架二郎腿姿势）。检查者站在受检者右侧。

检查手法：检查者左手置于受检者髌骨上方，右手持叩诊锤叩击其髌骨下缘和胫骨粗隆之间的股四头肌肌腱。检查者需检查双侧反射。

4）报告正常表现：膝反射正常表现为叩击股四头肌肌腱时，引发股四头肌收缩、小腿伸展动作。

（4）跟腱反射（两种体位任选其一）

1）跪位姿势检查：告知受检者双膝跪位并背对检查者，臀部上抬，双侧踝关节自然悬垂。

检查手法：检查者右手持叩诊锤叩击受检者跟腱。检查者需检查双侧反射。

2）卧位姿势（图1-38-4）：告知受检者取仰卧位，外展下肢并屈曲髋、膝关节。

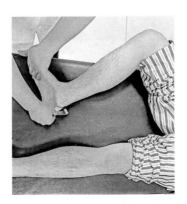

图1-38-4　跟腱反射检查（卧位）

检查手法：检查者左手推压受检者足部，使其踝关节背屈成直角，右手持叩诊锤叩击其跟腱。检查者需检查双侧反射。

3）报告正常表现：跟腱反射正常表现为叩击跟腱时，引发腓肠肌收缩，足向跖面屈曲。

3.操作结束

（1）帮助受检者整理衣物并致谢。

（2）报告检查结果：双侧腹壁反射是否对称引出；双侧肱二头肌反射是否对称引出；双侧膝腱反射是否对称引出；双侧跟腱反射是否对称引出。

职业素质

1.着装整洁大方，言语文明，检查时认真仔细，具有良好的职业素质。

2.操作前与受检者进行有效沟通。

3.操作中动作轻柔、规范，体现爱伤意识。

4.操作后能告知受检者检查结果及注意事项等，能体现出对受检者的关爱。

考生易犯错误

1.检查时受检者体位不得当。

2.检查项目遗漏。

扫码查看相关知识

项目 39　病理反射检查

1. 掌握巴宾斯基（Babinski）征的检查方法。

2. 掌握 Babinski 征的阳性表现和临床意义。

3. 熟悉病理反射的组成。

体格检查考试项目

Babinski 征。

操作流程

1. 操作前准备

（1）物品：竹签/叩诊锤。

（2）受检者：取仰卧位，双上肢自然伸直置于躯干两侧，双下肢自然伸直。

（3）检查者：站在受检者右侧，嘱受检者放松。

2. 操作过程

（1）检查者站位正确，告知受检者体位、姿势正确。

（2）检查手法正确，动作规范。检查者左手扶持受检者踝关节，右手用竹签或叩诊锤尾端等钝性器具沿足底外侧缘由后向前划至小趾跖趾关节处转向踇趾方向（图1-39-1）。检查者需检查双侧反射。

（3）口述阳性表现。阳性表现为踇趾背伸，其余四趾向背部呈扇形张开。

3. 操作结束

（1）帮助受检者整理衣物并致谢。

（2）报告检查结果 Babinski 征阴性/阳性。

职业素质

1. 着装整洁大方，言语文明，检查时认真仔细，具有良好的职业素质。

2. 操作前与受检者进行有效沟通。

3. 操作中动作轻柔、规范，体现爱伤意识。

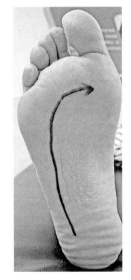

图 1-39-1　Babinski 征
检查刮划方向示意

4.操作后能告知受检者检查结果及注意事项等，能体现出对受检者的关爱。

考生易犯错误

1.检查时受检者体位不得当。
2.口述阳性表现遗漏。

扫码查看相关知识

项目 40　脑膜刺激征检查

体格检查考试项目

颈强直、Kernig征和Brudzinski征。

操作流程

1.操作前准备

（1）受检者：取仰卧位，双上肢自然伸直置于躯干两旁，双下肢自然伸直。

（2）检查者：站在受检者右侧，嘱受检者放松。

2.操作过程

（1）颈强直（图1-40-1）：检查颈强直时，受检者取仰卧位，抽去枕头，双上肢自然伸直置于躯干两旁，双下肢自然伸直，检查者站在受检者右侧，嘱受检者放松。

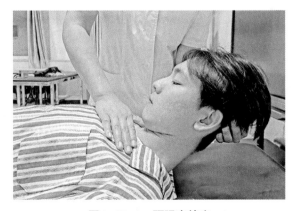

图1-40-1　颈强直检查

　　检查者左手置于受检者枕部，托扶并左右转动受检者头部，通过观察或感觉被动运动时的阻力并询问有无疼痛，以了解受检者是否有颈部肌肉或椎体病变。

　　检查者右手轻按受检者前胸，左手托扶受检者枕部，做屈颈动作，重复1~2次，体会受检者颈部有无抵抗感及其程度。

（2）Kernig征（图1-40-2）：检查Kernig征时，受检者取仰卧位，双下肢自然伸直放松，检查者站在受检者右侧。

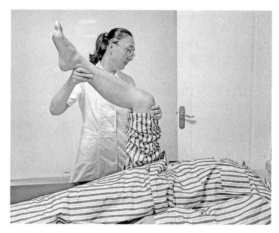

图1-40-2　Kernig征检查

检查者左手固定受检者右侧或左侧膝关节，右手托持于受检者右侧或左侧足跟部，屈曲髋、膝关节使均成90°，然后右手抬高受检者小腿并使之伸膝。正常人膝关节可伸达135°，Kernig征阳性者表现为伸膝受阻，并伴有疼痛或下肢屈肌牵拉痉挛。

（3）Brudzinski征（图1-40-3）：检查Brudzinski征时，受检者取仰卧位，双下肢自然伸直放松，检查者站在受检者右侧。

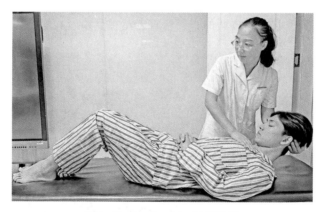

图1-40-3　Brudzinski征检查

检查者右手轻按受检者前胸，左手托持受检者枕部并做屈颈动作，观察受检者髋、膝关节有无屈曲动作。

阳性表现为双侧膝关节和髋关节屈曲。

3.操作结束

（1）帮助受检者整理衣物并致谢。

（2）报告检查结果：颈强直阴性/阳性；Kernig征阴性/阳性；Brudzinski征阴性/阳性。

职业素质

1.着装整洁大方，言语文明，检查时认真仔细，具有良好的职业素质。

2.操作前与受检者进行有效沟通。

3.操作中动作轻柔、规范，体现爱伤意识。

4.操作后能告知受检者检查结果及注意事项等，能体现出对受检者的关爱。

考生易犯错误

1.检查时受检者体位不得当。

2.口述阳性表现有遗漏。

扫码查看相关知识

模块二
基本操作

项目1　手术区消毒铺巾

>> 学习目标

　　1.掌握手术区消毒铺巾的方法。

　　2.掌握手术区消毒范围、铺巾顺序。

　　3.熟悉手术区消毒铺巾的操作前准备及注意事项。

基本操作考试项目

　　1.颈部手术消毒铺巾。

　　2.上腹部手术消毒铺巾。

　　3.下腹部手术消毒铺巾。

　　4.腹股沟手术消毒铺巾。

　　5.会阴部手术消毒铺巾。

操作流程

1.操作前准备

　　（1）物品：卵圆钳、碘伏消毒液、治疗碗、无菌纱布、小方巾、中单、大单、布巾钳等。

　　（2）操作者：更换手术室拖鞋，穿洗手衣，戴好帽子、口罩（头发、鼻孔不外露）。

2.操作过程

　　（1）消毒：进行手术区消毒时，应格外注意握持卵圆钳的方法，在整个消毒过程中，操作者应始终保持"卵圆钳前端"低于"握持端"的姿势。在消毒时，若卵圆钳的前端高于握持端，前端消毒液会顺着卵圆钳逆流到操作者的手部，导致手部污染，所以在消毒过程中必须保持卵圆钳前端低于握持端的姿势。

　　消毒范围：上腹部手术消毒范围应达到上至两乳头连线，下至耻骨联合，两侧至腋中线的区域。常见手术有胃癌、胃大部切除术等。下腹部手术消毒范围应达到上至剑突水平或两乳头连线水平，下至大腿上、中1/3交界处，两侧达腋中线的区域。常见手术有急性阑尾炎等。腹股沟手术消毒范围应达到上至脐部水平，下至大腿上、中1/3交界处，两侧至腋中线的区域。常见手术为疝修补术。颈部手术消毒范围需要达到上至下口唇线，下至两乳头连线，两侧至斜方肌前缘的区域。常见手术为甲状腺手术。会阴部手术区消毒范围包括耻骨联合、肛门周围及臀、大腿上1/3内侧的区域。常见手术为痔疮手术。

以"上腹部手术"、碘伏消毒法为例。操作者站立于患者的右侧，先将消毒液倒入患者肚脐少许，由腹部中线开始，自上而下、由内向外进行涂擦，涂擦至脐部时注意绕过脐部。涂擦过程中应当注意：由上到下只涂擦一遍，不能反复来回涂擦；"由内向外"是由腹部中线向腋中线沿纵轴方向进行涂擦，左右交换进行，直到涂擦完整个消毒区；第一遍消毒完毕后，更换消毒棉球或纱布，做第二遍和第三遍消毒，第二遍和第三遍消毒时，都不能超出上一遍的范围；三遍消毒完毕，翻过卵圆钳用棉球的另一侧将肚脐内的消毒液蘸干。

（2）铺巾：若操作者穿的是洗手衣，铺小方巾时，先铺患者的会阴侧，再铺对侧，然后铺头侧，最后铺靠近铺巾者的一侧。若操作者已穿好手术衣，在铺小方巾时，则先铺靠近铺巾者的一侧，然后铺会阴侧，再铺对侧，最后铺患者头侧。

完成手术区消毒后，先铺切口周围的小方巾：首先将小方巾反折，使小方巾的反折面朝下覆盖在手术区皮肤上，覆盖时反折端应靠近切口侧，覆盖动作要轻缓，覆盖后不要随意移动，如果需要调整，只能由内向外移动。小方巾铺盖完成后，再用四把巾钳分别固定在无菌巾的交叉处，以防止其术中滑脱。上述步骤完成后，再铺中单：在拟定切口的上方和下方各覆盖一块中单，覆盖上方中单时需要注意应越过麻醉架。最后覆盖大单：覆盖大单时先将洞口对准手术切口，然后将大单头端盖过手术架、两侧和足端部，应垂下超过手术台边缘30cm。

3.注意事项 消毒站位正确（右侧）；消毒前一定要口述完成刷手消毒（除非题干说明已完成手臂消毒）；腹部消毒考得最多（污染伤口要注意）；消毒范围容易错；一般情况下消毒的顺序是由内向外进行，若考试病例中已明确局部皮肤感染或为特殊部位的手术，消毒的顺序应为由外向内；消毒时，涂擦的方向是自上而下涂擦一遍，不要反复来回涂擦；进行无菌操作是重点（违反一次扣2分）；消毒首选碘伏（涂三遍）；卵圆钳一定要低于手臂；消毒区域内不要留有空白，二次消毒范围不大于前次；肚脐需消毒；布巾覆盖后不要随意移动，如果需要调整，只能由内向外移动。

职业素质

1.着装整洁，仪表端庄，举止大方，语言文明，认真细致，具有良好的职业素质。
2.操作规范，无菌观念强。

考生易犯错误

1.消毒前忘记口述完成刷手消毒。
2.消毒范围记不牢。
3.特殊部位消毒顺序错误，如会阴部手术应由外向内消毒。

4.消毒时，未注意始终保持"卵圆钳前端"低于"握持端"，违反无菌原则。

5.消毒时留白，消毒范围不够。

6.腹部手术消毒未注意脐部消毒。

扫码查看相关知识

项目 2 手术刷手法

>> **学习目标**

1.掌握手术刷手的方法。

2.掌握手臂消毒范围、消毒顺序。

3.熟悉手术刷手法操作前的准备及注意事项。

基本操作考试项目

1.六步洗手法。

2.肥皂水刷手法。

3.碘伏刷手法。

操作流程

1.操作前准备

（1）物品：无菌毛刷、碘伏消毒液、无菌小方巾、洗手液、肥皂、酒精浸泡桶等。

（2）操作者：戴好帽子、口罩（头发、鼻孔不外露），穿好洗手衣，更换手术室专用拖鞋；操作前必须修剪指甲，除去甲缘下污垢；将衣袖挽至肘上10cm。

2.操作过程

（1）六步洗手法：首先，用清水冲洗双手及手臂；冲洗后，用洗手液清洗双手和手臂。洗手步骤：先洗手掌，手指并拢相互揉搓；然后手心对手背沿指缝相互揉搓，双手交换进行；随后清洗手指和指间，掌心相对，双手交叉，相互揉搓；双手弯曲互握，指背在对侧掌心揉搓，交换进行；一手握另一手大拇指旋转揉搓，交换进行；弯曲各手指关节，把指尖合拢在另一手掌心旋转揉搓，交换进行；最后洗手腕、手臂，双手交换进行。

（2）肥皂水刷手法：首先，用清水冲洗双手及手臂，然后用已消毒的毛刷，取适量消毒肥皂液，从指尖至肘上10cm处，由远及近，顺序刷洗；其方法沿用分段刷手法，先从双手指尖开始，刷洗时应特别注意甲缘、甲沟等处；然后刷洗指蹼，接着刷洗手掌及手背，在刷洗手背时，由于手背皮肤纹理较深，应注意避免遗漏；在整个刷洗过程中，用力要适中，均匀一致，按双手、前臂和肘上的顺序，双手交替逐渐上行，不留空白，直至肘上10cm；整个刷手的过程一共刷三遍，时间共10分钟。刷洗后再用清水冲洗，注意水流不能逆流到双手，必须保持手高肘低位；冲洗后，取无菌毛巾由手向前臂、肘部至肘上的顺序擦干，先擦干一侧，然后更换毛巾再擦净另一侧，擦过肘部的毛巾不能再接触手和前臂。最后，将手至肘上6cm的区域浸泡在70%的酒精或苯扎溴铵（新洁尔灭）中5分钟，浸泡后保持拱手姿势，待其自然晾干。

（3）碘伏刷手法：首先，用清水冲洗双手及手臂；冲洗后，用洗手液遵照六步洗手法清洗双手和手臂。然后冲手、擦手，同肥皂水刷手法。擦净双手后，用无菌毛刷配以碘伏溶液刷洗双手，一共刷三遍；刷手的顺序和方法同肥皂水刷手。最后双手保持拱手姿势，自然晾干，步入手术室穿手术衣。

3.注意事项

（1）考场上必须向考官口述："换鞋、穿洗手衣、戴帽子、口罩，并将洗手衣衣袖挽至肘上10cm处"。

（2）肥皂水刷手法的刷洗范围是由指尖至肘上10cm；一共刷洗三遍，每一遍刷洗范围均比上一遍低2cm，分别为肘上10cm、8cm和6cm。

（3）在用碘伏刷手前，必须用肥皂水采用六步洗手法将双手和手臂先清洗一遍，然后再用碘伏刷手三遍。每一遍的刷洗范围都是由指尖至肘上6cm。

（4）在用无菌毛巾擦干手臂时，需要注意：将无菌毛巾对折成三角形后，需要将三角形尖端置于指尖处，三角形底边置于手腕处，然后沿手臂向上擦拭。如果上述位置放置错误，在擦到上臂时，三角形尖端会接触衣袖，导致无菌毛巾污染。

职业素质

1.着装整洁，仪表端庄，举止大方，语言文明，认真细致，具有良好的职业素质。
2.操作规范，无菌观念强。

考生易犯错误

1.刷手顺序容易错误，应按照指尖、手、腕、前臂至肘上10cm处的顺序进行。

2.操作步骤不清。

3.自我准备：未口述戴帽子、口罩、换洗手衣拖鞋、洗手衣袖挽至肘上10cm。

4.刷手范围不够，未到肘上10cm。

5.冲洗双手时未保持拱手姿势，手污染。

6.消毒时间不够。

扫码查看相关知识

项目3 穿、脱手术衣

基本操作考试项目

1. 穿传统无菌手术衣。
2. 穿包背式（旋转式）无菌手术衣。

操作流程

（一）穿无菌手术衣

1.物品准备 传统手术衣（或包背式手术衣）、无菌手套、帽子、口罩、无菌持物钳。

2.操作步骤

（1）穿衣前应常规更衣、手臂消毒。巡回护士打开无菌手术衣包。

（2）从器械台上拿取叠放着的无菌手术衣，手抓住手术衣中部拿起，注意不要污染下面的手术衣。远离胸前、手术台和其他人员，辨认手术衣的前后及上下。

（3）双手分别提起手术衣衣领的两端，轻轻抖开手术衣，有腰带的一面向外，手术衣的内侧面面向自己。

（4）将手术衣轻轻向上抛起，手向前平举伸直，双手顺势插入袖筒，不可高举过肩。

（5）系领带：巡回护士在背后抓住衣领内面，往后轻拉协助穿衣，使双手伸出袖口，并系住衣领及后衣带。

（6）系腰带：传统手术衣的操作方法与包背式手术衣不同，具体操作如下。

传统手术衣：上身略向前倾，使腰带离开手术衣表面，双手交叉提起左右腰带略向后送，巡回护士接过腰带在穿衣者身后系紧。

包背式手术衣：待巡回护士协助系好衣领后带后，戴无菌手套，戴好后自行解开腰部系带，并将系带一端递给巡回护士，巡回护士用无菌持物钳夹住腰带，穿衣者转身一周，使手术衣包裹其背部，接住腰部系带，并自行在腰间打结。

3.注意事项

（1）取衣时应一次整件地拿起手术衣，不能只抓衣领将手术衣拖出。

（2）穿衣时，<u>双手不能高举过头或伸向两侧</u>，否则手部超出视野范围，容易碰触未消毒物品。

（3）未戴手套的手不能触及手术衣的外面，更不能将手插入胸前衣兜里。

（4）传递腰带时，<u>不能与巡回护士的手相接触</u>。

（5）手术衣穿好后的无菌区域：<u>肩部以下至腰部以上的胸前</u>，<u>两侧腋中线之间</u>，<u>以及双手、双臂</u>。

（6）包背式手术衣是在传统手术衣的背部增加了一块三角巾，穿好后可包裹术者背部，以减少术中污染机会。

（7）穿传统手术衣：先穿手术衣，再系腰带（巡回护士系），最后戴手套。

（8）穿包背式手术衣：先穿手术衣，再戴手套，最后系腰带（自己系）。

（二）脱无菌手术衣

1.先脱衣后脱手套　如果前一台手术是无菌手术，手术完毕后还有接台手术，应先脱手术衣，后脱手套。

2.脱手术衣　巡回护士从背部解开领带和腰带（若为包背式手术衣，脱衣者应先自行解开腰前的活结），然后请巡回护士面对自己，将手术衣自背部向前反折脱下，小心使手套的腕口随之翻转于手上。最后脱手套。

职业素质

1.在穿手术衣的过程中无菌观念强，动作规范。

2.着装整洁，仪表端庄，举止大方，语言文明，表现出良好的职业素质。

考生易犯错误

1.穿手术衣前，提起的不是衣领。应先看准，再提起衣领。

2.腰带系结错误。穿传统手术衣时，腰带应由巡回护士系结。递腰带时双前臂应<u>交叉，腰带不交叉</u>。

3.脱手术衣时顺序错误。<u>应先脱手术衣</u>，<u>后脱手套</u>。

扫码查看相关知识

项目 4　戴、脱无菌手套

>> **学习目标**

　　1.掌握正确戴、脱无菌手套的方法。

　　2.熟悉戴、脱无菌手套的注意事项。

基本操作考试项目

戴、脱无菌手套。

操作流程

1.操作前准备

（1）物品：大小合适的无菌手套、无菌盐水等。

（2）操作者：剪指甲，更换手术室拖鞋，穿洗手衣，戴好帽子、口罩（头发、鼻孔不外露），洗手、刷手。

2.操作过程

（1）检查并核对无菌手套袋外的手套号码、灭菌期，包装是否完整、干燥。

（2）将手套袋平放于清洁、干燥的桌面上，用正确方式打开。

（3）一手掀起手套袋开口处外层，另一手持手套翻折部分，同时取出一双手套准备戴入。

（4）辨认左右手手套后使手套五指对准，一手捏住两手套翻折部分，另一手对准手套五指戴上；再以戴好手套的手指除拇指外四指插入另一手套的翻折部里面，同法将手套戴好。

（5）双手对合交叉调整手套的位置，然后将手套翻折扣套在工作衣袖的外面。

（6）用无菌盐水彻底冲净手套上的滑石粉。

（7）脱下手套时，用戴手套的手捏住另一手套套口外面翻转脱下，已脱下手套的手指插入另一手套口内将其翻转脱下。

3.操作结束　整理物品，恢复考场。

4.注意事项

（1）选择大小合适的手套进行操作。

（2）不可强拉手套。

（3）戴好手套后，双手应始终保持在腰部或操作台面以上，并且在视线范围内。

（4）如发现有手套破损或可疑污染，应立即更换。

（5）未戴手套的手不可触及手套的外面（无菌面）。

（6）已戴手套的手不可触及未戴手套的手或另一手套的内面。

（7）脱手套时，应翻转脱下，避免强拉，注意勿使手套外面（污染面）接触皮肤。

（8）诊疗不同患者之间应更换手套，一次性手套应一次性使用。

（9）戴手套不能替代洗手，必要时进行手消毒。

（10）使用后的手套弃于黄色医疗垃圾袋内。

（11）脱手套后应洗手。

职业素质

1.着装整洁，仪表端庄，举止大方，语言文明，认真细致，具有良好的职业素质。

2.操作规范，无菌观念强。

考生易犯错误

1.手套开包不正确。

2.手套左右不分。

3.戴好手套后双手位置姿势错误。

4.无菌观念不强，违背无菌原则。

扫码查看相关知识

项目 5　手术基本操作

>> 学习目标

　1.掌握单纯间断缝合及单手打结、持针钳打结的方法。

　2.熟悉缝合、打结的操作前准备及注意事项。

基本操作考试项目

　1.单纯间断缝合+单手打结。

　2.单纯间断缝合+持针钳打结。

操作流程

（一）物品准备

　医用皮肤模具、缝线、无菌手术包（刀柄、镊子、持针器、止血钳、手术剪）、一次性洞巾、纱布、5ml注射器、无菌手套、手术刀片、碘伏、缝针、利多卡因。

（二）切开

1.执刀方法　临床上常用的执刀方法主要有执弓式、抓持式、执笔式和反挑式。

（1）执弓式：用于胸腹部较大切口。

（2）抓持式：用示指压住刀背，下刀有力，用于坚韧组织的切开。

（3）执笔式：动作和力量放在手指，使操作轻巧、精细。

（4）反挑式：刀刃向上挑开组织，以免损伤深部组织及器官，常用于浅表脓肿的切开。

2.切开方法　左手拇指和示指在切口两侧固定皮肤。切开皮肤时，一般应垂直进刀、水平走刀、垂直出刀，要求用力均匀，皮肤和皮下组织一次切开，避免多次切割和斜切。

（三）止血

　止血方法有压迫止血、结扎止血、电凝止血、缝合止血等。

（四）打结

1.结的种类

（1）方结：由方向相反的两个单结组成，适用于各种结扎或缝合后的打结。

（2）三重结：是在方结基础上再加一个单结，第三个单结应与第二个结方向相反。在手术操作过程中使用较多。

（3）外科结：在打第一个单结时多绕一扣，使之摩擦面增大，打第二个结时第一个结不易松开，用于组织张力大的打结。

2.打结方法

（1）单手打结法：左右手均可打结，在手术中最为常用，简单迅速。

（2）持针钳打结法：适用于线头过短或小手术仅一人操作时。

3.注意事项

（1）两手用力要相等，两手用力点及结扎点三点成一线，原位打结，避免用力向上提拉，造成结扎点撕脱。

（2）打第二结时，第一个线结不能松扣。

（五）缝合

1.缝合线

（1）丝线：最为常用，拉力持久，便于打结，组织反应小，临床使用最多。

（2）肠线：有普通和铬制两种。普通肠线的吸收时间为1周左右，铬制肠线为2周左右，均可用于消化道、泌尿道、呼吸道的手术缝合。

（3）合成纤维线：分为不可吸收和可吸收两种。尼龙线和涤纶线为不可吸收线，其特点是组织反应小、张力强大、对污染伤口影响小，缺点是质地偏硬、打结手感差、易松扣。另一类为可吸收的纤维合成线，组织反应也很小，伴有耐酸、抗菌作用，近年已广泛地在临床应用。

2.缝合步骤与要求

（1）缝合步骤：进针→拔针→出针→夹针→打结→对皮。

（2）缝合要求：距皮肤切缘0.5cm进针，针与针之间的间距为1cm。

3.缝合方法 缝合方法种类繁多，如单纯缝合、内翻缝合和外翻缝合等。

（1）单纯缝合：切口边缘对合。单纯间断缝合用于皮肤、皮下和腱膜的缝合；8字缝合为双间断缝合，用于张力大的组织、肌腱及韧带的缝合；连续缝合多用于腹膜和胃肠道后壁的内层吻合；锁边缝合用于胃肠道后壁内层的吻合，并有较明显的止血效果。单纯间断缝合最常用。

（2）内翻缝合：缝合后边缘内翻，外面光滑，可减少污染，促进愈合。连续全层内翻缝合法用于胃肠道吻合的前壁全层缝合；间断内翻缝合常用于包埋组织，也属于浆肌层缝合。

（3）外翻缝合：缝合后，边缘外翻，里面光滑，在血管吻合中常用。间断外翻缝合为U字形缝合，用于减张缝合或血管吻合；连续外翻缝合为连续的U字形缝合。

4.注意事项

（1）单纯间断缝合记忆为进针出针时，针眼之间的距离为1cm，针距也为1cm。

（2）切开、缝合、打结，常常一并考试，平时应多加训练，尤其是戴上手套后，也要能熟练缝合打结，而且不能是滑结。

（3）缝合的方法很多，应熟练掌握单纯间断缝合，考试时一般要求缝合3~5针。

职业素质

1.着装整洁，仪表端庄，举止大方，语言文明，认真细致，表现出良好的职业素质。

2.操作前能以和蔼的态度告知患者手术的目的，取得患者的配合。操作时注意无菌观念，动作规范，体现爱护患者的意识。操作结束后告知患者相关注意事项。

考生易犯错误

1.戴手套打结困难。平时训练时应多戴手套打结以适应考试。

2.打滑结。应注意打结时两手用力均等。

扫码查看相关知识

项目6 换药与拆线

学习目标

1. 掌握换药的方法、步骤及注意事项。

2. 熟悉换药的目的、原则及适应证。

3. 了解换药常用的药物及其特点。

基本操作考试项目

1. 清洁伤口换药。

2. 一般感染伤口换药。

3. 特殊感染（破伤风）伤口换药。

操作流程

（一）换药

1. 操作前准备

（1）物品：无菌治疗碗2个（盛无菌敷料）、弯盘1个（放污染敷料），有齿镊和无齿镊各1把、剪刀1把、0.5%碘伏棉球、生理盐水、无菌纱布或无菌贴、胶布等，特殊伤口处理的必需品。感染伤口换药还要准备引流物品和纱条、3%过氧化氢；破伤风感染的伤口另需3%过氧化氢和0.1%高锰酸钾溶液。

（2）患者：一般卧床患者可在床前换药；对特殊患者，如大面积烧伤者，应在严格无菌换药室进行。对患者要做好宣教，解释换药目的以取得合作。换药时姿势应以患者舒适、伤口能充分暴露，且便于操作为宜。对剧烈疼痛的伤口换药，可先给予镇静镇痛药，以减轻疼痛。

（3）操作者：操作者洗手，戴好帽子、口罩（头发、鼻孔不外露）。

2. 操作步骤

（1）揭开胶布，用手移去外层敷料，将污染敷料内面向上，放在弯盘内。

（2）一只镊子直接用于接触伤口，另一只镊子专门用于传递换药碗中的物品。两把镊子不能混用。

（3）用镊子轻轻揭去内层敷料。如分泌物干结黏着，可用生理盐水润湿后揭去。

（4）用0.5%碘伏棉球由内向外消毒伤口周围皮肤2遍，用生理盐水棉球轻拭去伤口内分泌物。清洁伤口消毒应以切口为中心依次向外，消毒范围应大于敷料覆盖的范围，有引流管的应先消毒手术切口，再消毒引流管周围。

（5）感染伤口消毒顺序是由伤口周围正常皮肤依次向内直至伤口边缘处，且保证消毒剂不接触伤口。有引流管的应先消毒引流管周围，再消毒手术切口。

（6）破伤风伤口消毒顺序同感染伤口，用3%过氧化氢仔细冲洗伤口，之后用生理盐水将伤口冲洗干净，再用0.1%高锰酸钾液浸湿敷料并盖住伤口，目的是抑制破伤风杆菌的生长和繁殖，减少毒素的释放。

（7）用无菌敷料覆盖伤口，敷料不少于8层，距离伤口不少于5cm。

（8）贴胶布，固定敷料，贴胶布方向应与肢体或躯干长轴垂直。

（9）协助患者穿好衣服，取舒适卧位，整理床面。

（10）将换药污物放入污物桶内，破伤风敷料需要特殊处理。

3.操作结束 整理物品，恢复考场。

4.注意事项

（1）用手移去外层敷料，用镊子揭去内层敷料。

（2）两把镊子不能混用，操作过程中镊子的前端应始终低于手持部。

（3）换药操作前，首先应明确是清洁伤口、普通感染伤口，还是特异性感染伤口，因为不同类型伤口的处理方式是不一样的，尤其应多注意特殊伤口的处理。

（4）酒精棉球只能擦拭皮肤，不能擦拭伤口，擦拭伤口常使用生理盐水棉球。

（二）拆线

1.操作前准备

（1）物品：无菌治疗碗2个（盛无菌敷料）、弯盘1个（放污染敷料），有齿镊和无齿镊各1把、拆线剪刀1把、0.5%碘伏棉球、生理盐水、无菌纱布或无菌贴、胶布等，特殊伤口处理的必需品。

（2）患者：对患者做好思想工作，解释及时拆线的意义。操作时卧位应以患者舒适、伤口能充分暴露，且便于操作为宜。

（3）操作者：操作者洗手，戴好帽子、口罩（头发、鼻孔不外露）。

2.操作步骤

（1）用手移去外层敷料，用镊子移去内层敷料。如内层敷料与组织粘连紧密，可用生理盐水润湿后揭去。

（2）皮肤消毒：用碘伏棉球自缝合的伤口开始，由内向外消毒皮肤2~3遍，消毒范围大于敷料覆盖的范围。

（3）左手用无齿镊轻提缝线的线头，使埋于皮肤的缝线露出少许，右手用线剪紧贴皮肤将新露出的缝线剪断，左手顺原缝线方向轻轻抽出缝线。剪线部位不应在缝合线的中间。

（4）缝线拆完后，检查伤口愈合情况，用棉球再次消毒皮肤1遍。覆盖无菌敷料，胶布固定。

3.操作结束　整理物品，恢复考场。

4.注意事项

（1）对年老体弱、营养不良或手术部位血液循环不佳的切口，以及关节附近张力较大的切口，均应推迟到术后12~14天拆线。

（2）用无齿镊将线结向上提起，使线结下一侧缝线自皮肤内露出少许，在该处剪断，不要在线的中间剪断。

（3）拆线后局部再用碘伏或乙醇涂擦一次，用无菌纱布覆盖。

职业素质

1.着装整洁，仪表端庄，举止大方，语言文明，认真细致，表现出良好的职业素质。

2.操作前能以和蔼的态度告知患者换药的目的，取得患者的配合。操作中体现出严格的无菌观念，动作规范，体现爱护患者的意识。操作结束后告知患者相关注意事项。

考生易犯错误

1.忘了口述换药前后的洗手。

2.换药过程中，将两把镊子混用。

3.将普通感染伤口、特异性感染伤口的换药当作了清洁伤口进行处理。

4.粘贴胶布不正确。

5.拆线时将缝线从中间剪断，不符合无菌原则。

扫码查看相关知识

项目 7　脓肿切开术

>> **学习目标**

1. 掌握脓肿切开术的操作方法。
2. 熟悉脓肿切开术的操作前准备及注意事项。

基本操作考试项目

脓肿切开术。

操作流程

1. 操作前准备

（1）物品：医用脓肿切开模具、脓肿切开包（刀柄、镊子、止血钳、持针器、手术剪、治疗碗、洞巾）、尖头刀片、棉签、碘伏、手套、纱布、胶布、凡士林纱条，2%利多卡因，3%过氧化氢，生理盐水、5ml和10ml注射器各1个。

（2）操作者：核对患者，向患者解释操作目的，并取得患者配合；根据手术部位不同，协助患者取舒适体位；戴帽子、口罩（头发、鼻孔不外露），手臂消毒。

2. 操作过程

（1）消毒、铺巾：以预定切口为中心，行手术区域的常规消毒2~3遍，消毒范围为切口周围至少15cm区域，戴无菌手套，铺无菌洞巾。

（2）麻醉：浅表脓肿可用2%利多卡因5ml行局部浸润麻醉，深部或较大脓肿宜采用全身麻醉。

（3）证实脓肿部位：取10ml注射器做诊断性穿刺，抽出脓液即可证实脓肿部位，留取脓液做细菌学检查。浅表脓肿穿刺部位应选在波动感最明显处，深部脓肿必要时可借助超声等检查方法协助定位。

（4）脓肿切开：先将尖头刀片正确安装在刀柄上。然后在脓肿波动感最明显处或已穿刺证实脓肿部位处，用尖刀适当刺入，并采用反挑式执刀法切开皮肤，排出脓液，收集于治疗碗内。然后用手指深入脓腔，探查其形状及大小，并钝性分开脓肿间隔，使其变为一个大腔，以利引流。根据探查结果，如脓肿比较深，可在止血钳引导下，向两端延长切口，达脓腔边缘，完全切开脓肿；如脓肿较大，或因局部解剖关系，不宜作大切口者，可以作对口引流，以引流通畅为原则。最后用3%过氧化氢冲洗脓腔，并用无菌生理盐水冲净过氧化氢。

（5）放置引流条：用止血钳将凡士林纱条送到脓腔底部，填埋脓腔，另一端留在脓腔外，松紧度以不出血为宜。

（6）包扎固定：无菌纱布覆盖伤口，并用胶布或绷带固定。

（7）操作后告知患者注意事项：协助患者穿好衣物，告知患者术后换药及伤口愈合过程。

3.操作结束 整理物品，恢复考场。

4.注意事项

（1）脓肿切开引流前应确诊为化脓性感染，并形成脓腔。

（2）切口应足够长，并作在低位，以便引流，切口方向一般要与皮纹平行，不作经关节的纵切口。

（3）穿刺或切开引流，应取部分脓液做细菌培养和药敏试验。

（4）术中应遵循无菌操作原则，防止混合感染。

（5）脓液排出后，用手指探查脓腔，并将脓腔内的纤维间隔分开。

（6）记录放入脓腔的凡士林纱条数目，术后换药时需全部取出。

职业素质

1.着装整洁，仪表端庄，举止大方，态度和蔼，语言文明，操作时认真仔细，具有良好的职业素质。

2.操作前能与患者有效沟通，告知手术的目的，并取得患者配合。

3.操作中注意遵循无菌操作原则，动作轻柔规范，体现爱护患者的意识。

4.操作后能告知患者注意事项，能体现出对患者的关爱。

考生易犯错误

1.在操作前准备时未口述手臂消毒。

2.手术区皮肤消毒时消毒方法不正确。

3.皮肤切开时未采用反挑式执刀法。

4.皮肤切开时切口不够大，未考虑患者站立或仰卧时的最低位引流。

5.排出脓液时未用手指探查脓腔形状及大小，并分开脓肿间隔。

扫码查看相关知识

项目 8　清创术

基本操作考试项目

不同部位、不同时间创伤的清创原则和方法。

操作流程

1.操作前准备

（1）物品：无菌缝合包、肥皂水、无菌生理盐水、3%过氧化氢、0.5%碘伏、10ml无菌注射器、过氧化氢、纱布、棉垫、绷带、2%利多卡因、模拟人等。

（2）操作者：戴帽子、口罩、无菌手套。

（3）患者：向患者解释清创必要性，根据伤口部位选用仰卧、侧卧或俯卧位等。

2.操作步骤

（1）麻醉：根据伤情、伤口部位、大小及形状，可选用局部麻醉、静脉麻醉、臂丛麻醉或椎管内麻醉。

（2）清洁伤口：①术者戴无菌手套，解开衣服，检查伤口，大体制定清创计划；②先用无菌纱布覆盖伤口，用酒精或肥皂水去皮肤油污；③更换手套及覆盖伤口的无菌纱布，用洗手刷或钳夹纱布块蘸软性肥皂液洗净伤肢及伤口周围皮肤2~3次（清洗范围要到创缘外20~25cm处），剃去毛发，勿使冲洗液流入伤口内，以防加重伤口污染，每次冲洗后更换毛刷及手套；④揭去伤口纱布，用大量生理盐水冲洗伤口，按生理盐水→过氧化氢→生理盐水的顺序冲洗。

（3）检查伤口：擦干伤口，初步检查伤口内有无活动性出血、异物，有无合并神经、血管、肌腱损伤。

（4）处理伤口：①脱去第一次所戴手套，术者洗手后，用0.5%碘伏消毒伤口周围皮肤2~3遍，顺序是由内向外，然后铺无菌巾；②戴无菌手套，清理伤口修剪创缘皮肤，结扎活动性出血点，去除异物，切除失活组织，修复重要组织。3%过氧化氢及生理盐水再次冲洗伤口。

（5）伤口缝合：依据损伤部位、时间选择是否缝合。有一期缝合的指征，则需缝合，常常采用间断缝合法。缝合后消毒皮肤，覆盖敷料，胶布固定。如伤口污染严重或已超过伤后8小时，清创后仍有可能感染者，可只缝合深层组织，在伤口内放置引流物24~48小时后，无感染再将伤口关闭（延迟缝合）。

（6）清创后处理：抗感染，预防破伤风，定期换药等。

3.操作结束　整理物品，恢复考场。

4.注意事项

（1）清创应尽早施行，操作时严格执行无菌规程，规范进行清洗和消毒。

（2）切除伤口组织以前，必须充分考虑局部形态和功能的恢复，尽可能保留和修复重要的血管、神经和肌腱。

（3）伤口内要彻底止血，以免形成血肿。

（4）缝合时注意组织层的对合，勿留死腔，松紧要适宜，以免影响局部血运。

（5）伤口表浅、止血良好、缝合后没有死腔时，一般不必放置引流物。死腔存在有血肿形成的可能时，应放置引流物。

（6）酌情全身给予抗生素，预防感染，并按破伤风预防常规处理。

职业素质

1.着装整洁，仪表端庄，举止大方，语言文明，认真细致，具有良好的应急反应能力，熟练的临床技能，认真负责的工作态度，表现出良好的职业素质。

2.操作前能以和蔼的态度告知患者手术的目的，取得患者的配合。操作时注意无菌观念，动作规范，体现爱护患者的意识。操作结束后告知患者相关注意事项。

考生易犯错误

1.前两次清洁消毒操作步骤混乱，记不清是该洗手还是戴手套，消毒顺序是从中间到周围还是从周围到中间。

2.忘记口述洗手、穿手术衣等步骤。

3.没有审清题目，对不该缝合的伤口进行了缝合。

4.没有叙述清创后处理，如抗感染、预防破伤风、定期换药等常规处理。

扫码查看相关知识

项目9　开放性伤口的止血包扎

基本操作考试项目

开放性伤口止血包扎。

操作流程

1.操作前准备

（1）物品：消毒钳、镊子、缝合器械（持针器、缝合针、缝合线）、剪刀、生理盐水、75%酒精或0.5%碘伏、过氧化氢或高锰酸钾溶液、棉垫、消毒纱布、胶布、绷带、止血带、夹板、三角巾等，必要时备担架等。

（2）操作者：戴好帽子、口罩，洗手。

2.操作过程

（1）判断患者意识，向患者说明病情取得患者合作，操作者戴帽子、口罩，对威胁患者生命安危的情况优先处理。

（2）止血前，应先将患肢抬高2~3分钟，以增加回心血量。

（3）止血方法

1）指压止血法：适用于头部和四肢某些部位的大出血。方法为用手指压迫伤口近心端动脉，阻断血液流通。①指压颞浅动脉：在伤侧耳前，一只手的拇指对准下颌关节压迫颞浅动脉，另一只手固定伤员头部。适用于一侧头顶、额部的外伤大出血。②指压面动脉：用一只手的拇指和示指或拇指和中指分别压迫双侧下颌角前约1cm的凹陷处，阻断面动脉血流。因面动脉两侧之间有许多小支相互吻合，所以必须压迫双侧。适用于颜面部外伤大出血。③指压耳后动脉：用一只手的拇指压迫伤侧耳后乳突下凹陷处，阻断耳后动脉血流。适用于一侧耳后外伤大出血。④指压枕动脉：用一只手的四指压迫耳后与枕骨粗隆之间的凹陷处，阻断枕动脉的血流。适用于一侧头后枕骨附近外伤大出血。⑤指压肱动脉：用一只手的拇指压迫上臂中段内侧，阻断肱动脉血流，另一只手固定伤员手臂。适用于一侧肘关节以下部位的外伤大出血。⑥指压桡、尺动脉：用两手的拇指和示指分别压迫伤侧手腕两侧的桡动脉和尺动脉，阻断血流，因为桡动脉和尺动脉在手掌部有广泛吻合支，所以必须同时压迫桡动脉和尺动脉。适用于手部大出血。⑦指压股动脉：用双手拇指或两手掌根重叠，在腹股沟（大腿根部）中间稍下方，斜向股骨头方向用力压迫。因股动脉较粗而且位置较深，所以压迫时要用力。适用于一侧下肢的大出血。

2）加压包扎止血法：为最常用急救止血方法。用厚敷料覆盖伤口后，外加绷带缠绕，略施压力，以能适度控制出血而不影响血运为度。

3）强屈关节止血法：前臂和小腿动脉出血不能制止时，在无合并附近骨骨折或脱位时，可强屈肘关节或膝关节，并用绷带固定，多可控制出血。

4）止血带止血法：止血带止血法只适用于四肢大出血，当其他止血法不能止血时才用此法。①橡皮管止血带：用左手拇指、示指和中指持止血带的头端，右手将橡皮管拉紧绕肢体一圈后压住头端，再绕肢体一圈后将右手持的尾端放入左手示指、中指之间，由示指、中指夹持尾端从两圈止血带下拉出一半，使之成为一个活结，外观呈A字形。如果需要松止血带时，只要将尾端拉出即可。②充气止血带：把袖带绕在扎止血带的部位，然后向袖带内充气，至伤口停止出血为止。③布制止血带：常用三角巾、布带、毛巾、衣袖等平整地缠绕在加有布垫的肢体上，拉紧或用"木棒、筷子、笔杆"等拧紧固定。

（4）包扎方法

1）环形包扎法：用于肢体较小或圆柱形部位，如手、足、腕部及额部，亦用于各种包扎起始时。绷带卷向上，用右手握住，将绷带展开约8cm，左拇指将绷带头端固定需包扎部位，右手连续环形包扎局部，其圈数按需要而定，用胶布固定绷带末端。

2）螺旋形包扎法：用于周径近似均等的部位，如上臂、手指等。从远端开始先环形包扎两圈，再向近端成30°螺旋形缠绕，每圈重叠前一圈2/3，末端胶布固定。在急救缺乏绷带或暂时固定夹板时每周绷带不互相掩盖，称蛇形包扎法。

3）螺旋反折包扎法：用于周径不等部位，如前臂、小腿、大腿等，开始先做二周环形包扎，再做螺旋包扎，然后以一手拇指按住卷带上面正中处，另一手将绷带卷自该点反折向下，盖过前周1/3或2/3。每一次反折须整齐排列成一直线，反折时不应在伤口与骨隆突处进行反折。

4）"8"字形包扎法：用于肩、肘、腕、踝等关节部位的包扎和固定锁骨骨折。以肘关节为例，先在关节中部环形包扎2圈，绷带先绕至关节上方，再经屈侧绕到关节下方，过肢体背侧绕至肢体屈侧后再绕到关节上方，如此反复进行，呈"8"字连续在关节上下包扎，每圈与前一圈重叠2/3，最后在关节上方环形包扎2圈，胶布固定。

5）回返包扎法（又称帽式包扎法）：用于头顶、指端和肢体残端的包扎，为一系列左右或前后回返包扎，将被包扎部位全部遮盖后，再作环形包扎两周。

3.操作结束

（1）询问患者感受，协助患者取舒适体位。

（2）向患者解释操作后注意事项。

（3）清洗双手。

（4）整理操作物品，恢复考场。

4.注意事项

（1）止血带绕扎部位：上肢为上臂上1/3，下肢为近大腿根处。上臂中、下1/3部扎止血带因为容易损伤桡神经而不宜应用。

（2）止血带的松紧要适宜：止血带的松紧，应该以出血停止、远端不能摸到动脉搏动为度。过松常只压住静脉，使静脉血液回流受阻，反而加重出血。

（3）止血带持续时间：原则上应尽量缩短使用止血带的时间，最长不宜超过4小时，且每间隔1小时应放松1~2分钟。

（4）止血带的解除：要在输液、输血和准备好有效的止血手段后，在密切观察下放松止血带。若止血带缠扎过久，组织已发生明显广泛坏死，则在截肢前不宜放松止血带。

（5）止血带不可直接缠在皮肤上，上止血带的相应部位带要有衬垫，如三角巾、毛巾、衣服等均可。

（6）扎止血带后要在显著处注明扎止血带的时间，优先转送。

（7）绷带包扎前的准备：包扎部位必须保持清洁干燥，对皮肤皱襞处，如腋下、乳下、腹股沟等处应用棉垫、纱布遮盖，骨隆突处用棉垫保护。

（8）绷带包扎的体位：在满足治疗目的前提下，患者位置应尽量舒适。对患肢应保持功能位或所需要的体位。

（9）绷带选用：根据包扎部位选用不同宽度的绷带。手指需用3cm宽，手、臂、头、足用5cm宽，上臂、腿用7cm宽，躯体用10cm宽的绷带。

（10）包扎操作：一般应自远心端向近心端包扎，开始处作环形缠绕两周固定绷带头，以后包扎应使绷带平贴肢体或躯干，并紧握绷带勿使落地，包扎时每周用力要均匀适度，并遮盖前周绷带的1/3~1/2，太松易滑脱，太紧易致血运障碍。一般指、趾端最好要暴露在外面，以观察肢体血液循环情况。注意打结处不应在伤处及发炎部、骨突起处、四肢内侧面、坐卧受压部位。

（11）绷带拆除：拆除绷带应先固定肢端，顺包扎相反方向松解，两手相互传递绕下，在紧急和绷带已被伤口分泌物浸润干涸时，可用绷带剪剪开。

职业素质

1.着装整洁，仪表端庄，举止大方，语言文明，认真细致，具有良好的职业素质。

2.操作时注意无菌观念，动作规范，体现爱护患者的意识。

3.有爱伤意识，注重与患者和家属的沟通。

4.操作结束后告知患者相关注意事项。

考生易犯错误

1.对可用其他止血方法止血的患者滥用止血带。

2.止血压力不足，未能有效阻断动脉血流，造成静脉回流障碍。

3.止血带压迫过紧，引起周围神经损伤。

4.结扎部位和方法不当。

5.包扎方法不正确。

6.爱伤意识薄弱。

扫码查看相关知识

项目 10 四肢骨折现场急救外固定技术

▶▶ **学习目标**

1. 掌握四肢骨折现场急救外固定技术的具体操作方法。

2. 熟悉四肢骨折现场急救外固定技术的操作前准备及注意事项。

基本操作考试项目

1. 上臂骨折的现场急救外固定。

2. 前臂骨折的现场急救外固定。

3. 胫腓骨骨折的现场急救外固定。

操作流程

1. **物品准备** 医用模拟人、绷带、夹板、三角巾、棉垫或纱布。

2. **操作过程**

（1）上臂骨折的现场急救外固定

1）快速检测患者的生命体征，如血压、心率、脉搏、呼吸、意识状态等。

2）检查患肢情况，暴露上臂，了解伤口及患肢有无畸形等。

3）伤口处理：①除去伤口周围污垢、脏物。②伤口处覆盖无菌纱布或棉垫，并包扎。

4）三角巾固定：①三角巾折叠成燕尾式。②三角巾中央放在伤侧前臂的中、下 1/3 处。③三角巾两端在颈后打结，将前臂悬吊于胸前，保持肘部90°。④固定伤侧肩肘关节于胸壁：另用一条三角巾围绕患侧上臂于健侧腋下打结。

（2）前臂骨折的现场急救外固定

1）快速检测患者的生命体征，如血压、心率、脉搏、呼吸、意识状态等。

2）快速止血，若有活动性出血，可使用止血带止血。

3）伤口处理：①除去伤口周围污垢、脏物。②伤口处覆盖无菌纱布或棉垫，并包扎。

4）夹板固定：①固定前用毛巾等软物铺垫在夹板与肢体间。②将夹板放在骨折前臂的外侧，夹板长度超过肘关节和手腕。上端固定至上臂，下端固定至手掌。③用绷带捆扎固定夹板，应先固定远折端，再固定近折端，以减少患肢充血水肿。松紧度以绷带可上下移动1cm为宜。

5）操作结束后告知患者相关注意事项。

（3）胫腓骨骨折的现场急救外固定

1）快速检测患者的生命体征，如血压、心率、脉搏、呼吸、意识状态等。

2）快速检查患肢情况，暴露患侧小腿，了解伤口及患肢有无畸形等。

3）若有活动性出血，使用止血带止血。

4）伤口处理：①除去伤口周围污垢、脏物。②伤口处覆盖无菌纱布或棉垫，并包扎。

5）夹板固定：①将2块夹板放在小腿内、外侧，所选夹板长度超过膝关节及踝关节，夹板上端固定至大腿，下端固定至踝关节及足底。②固定前用毛巾等软物铺垫在夹板与肢体之间。③先固定远折端，再固定近折端。绷带捆扎，松紧度以绷带可上下移动1cm为宜。

职业素质

1.操作前能以和蔼的态度告知患者包扎固定的目的，取得患者的配合，缓解焦虑紧张情绪。操作时动作规范，体现爱护患者的意识。操作结束后告知患者相关注意事项。

2.着装整洁，仪表端庄，举止大方，语言文明，认真细致，表现出良好的职业素质。

考生易犯错误

1.固定时，小夹板未超过骨折部位上下两个关节。

2.没有先固定远骨折端，后固定近骨折端。

扫码查看相关知识

项目 11　脊柱损伤的搬运

>> **学习目标**

　　1.掌握脊柱损伤搬运的具体操作方法。

　　2.熟悉脊柱损伤搬运的操作前准备及注意事项。

基本操作考试项目

脊柱损伤的搬运。

操作流程

1.物品准备　医用模拟人、担架、颈托、固定带、棉垫。

2.操作过程

（1）快速检测患者的呼吸、心率、脉搏、意识等生命体征。

（2）选取可使用的木板、门板或硬质担架等进行搬运。

（3）搬运操作方法

1）先将伤者两下肢伸直，两手相握放在身前，以便保持脊柱伸直位，不能屈曲或扭转。

2）现场选择搬运工具，准备硬质担架、木板或门板等进行搬运。

3）三人（或四人）站在患者同一侧，同时用手平托患者的头颈、躯干及下肢，使伤员成一整体平直托至担架上。注意不要使躯干扭转。

4）对颈椎损伤的伤员，还要另有一人专门托住伤员的头部，并沿纵轴向上略加牵引。

5）固定伤员：在伤处垫一薄枕，使此处脊柱稍向上突，然后用4条带子把伤员固定在硬质担架上，使伤员不能左右转动、移动。一般用4条带子固定：胸、上臂水平，腰、前臂水平，大腿水平，小腿水平各1条带子将伤员绑在硬质担架上。

职业素质

　　1.搬运前能以和蔼的态度告知患者搬运、固定的目的，取得患者的配合，缓解焦虑、紧张情绪。搬运时动作规范，体现爱护患者的意识。固定结束后告知患者相关注意事项。

　　2.着装整洁，仪表端庄，举止大方，语言文明，认真细致，表现出良好的职业素质。

考生易犯错误

1.忽略人文关怀。

2.采用背、搂、抱等方式搬运伤员。

扫码查看相关知识

项目 12 　心肺复苏

学习目标

1.掌握心肺复苏的操作方法。

2.掌握心搏、呼吸骤停的判断方法。

3.掌握心肺复苏的有效指征。

4.熟悉心肺复苏的操作前准备及注意事项。

基本操作考试项目

单人徒手心肺复苏。

操作流程

1.操作前准备

（1）物品：模拟人、纱布或呼吸膜。

（2）操作者：评估周围环境是否安全，做好自我防护。

2.操作过程　"一看、二唤、三呼、四摆、五救"。

（1）判断呼吸心跳停止：操作者站或跪在患者身体右侧，用双手轻拍患者双肩，同时分别于患者两耳旁大声呼叫，患者如无反应，提示意识丧失。然后操作者在5~10秒内迅速判断呼吸、循环情况，方法：低头观察患者胸廓有无呼吸起伏动作，口鼻有无气息吐出，同时触摸颈动脉有无搏动；如胸廓无起伏，口鼻无气息，颈动脉搏动消失，可判断为呼吸心跳停止。

（2）摆放体位：将患者仰卧于地上或硬板床上，如为软床则背下垫硬板，如患者头下有枕头应撤去枕头，使头、颈、躯干在一条直线上，双上肢放于身体两侧，下肢无扭曲，解开衣领，充分暴露胸腹部，松解腰带。

（3）胸外心脏按压：操作者站或跪在患者右侧，两手掌根部重叠置于胸骨中下1/3交界处（两乳头连线与胸骨的交点），十指相扣，手指抬起不触及胸壁，肘关节伸直，以髋关节为轴，借助上半身重力垂直向下按压，按压力度应使胸骨下陷5~6cm，然后立刻放松，按压和放松的时间相等，按压频率为100~120次/分。放松时应使胸廓充分回弹，但手掌不能离开按压部位。

（4）开放气道，保持呼吸道通畅：检查患者颈部有无损伤，检查口腔，取出活动性义齿，清除口鼻分泌物及异物，保持患者呼吸道通畅。开放气道的方法有三种——仰头举颏法、仰头抬颈法、双手抬颌法，以仰头举颏法最常用，具体操作方法：操作者右手抬起患者下颌，使其头部后仰，左手按压患者前额，保持其头部后仰位置，使患者下颌和耳垂连线与地面垂直。当患者有颈部损伤时，只能采取双手抬颌法。

（5）人工呼吸：操作者左手以拇指和示指捏紧患者的鼻孔，平静吸气后将口唇紧贴患者口唇，把患者口部完全包住，深而快地向患者口内吹气，应持续1秒钟以上，直至患者胸廓向上抬起，吹气量每次400~600ml。然后使患者的口张开，并松开捏鼻的手指，观察胸部恢复状况，再进行下一次人工呼吸。吹气频率维持在10~12次/分。

（6）胸外心脏按压与人工呼吸交替进行：每胸外按压30次，做口对口人工呼吸2次。完成5个循环。

（7）判断复苏效果：如触及颈动脉搏动、患者出现自主呼吸、散大的瞳孔缩小、对光反射存在，面色、口唇、甲床和皮肤色泽转红，意识恢复等情况，提示复苏成功。

（8）急救后处理：整理患者衣物，向患者家属告知急救结果及下一步处理意见。

3.操作结束　整理物品，恢复考场。

4.注意事项

（1）患者必须平卧在地上或者硬板床上，如果床垫比较软，必须在背部垫一块硬板，以保证按压的质量。

（2）胸外按压时，按压部位为胸骨中下1/3交界处（两乳头连线与胸骨的交点），按压深度为使胸骨下陷5~6cm，按压频率为100~120次/分。

（3）人工呼吸前必须开放气道，取出口腔异物及活动性义齿。

（4）人工呼吸时，每次吹气均能看到胸廓起伏，才是有效的人工呼吸。

（5）胸外按压与人工呼吸要交替进行，胸外按压30次后，人工呼吸2次，5个循环后，判断复苏效果。

职业素质

1.操作时动作迅速准确，不慌乱。

2.操作后能向患者家属告知急救结果及下一步处理意见。

3.着装整洁，仪表端庄，举止大方，语言文明，认真仔细，具有良好的职业素质。

考生易犯错误

1.操作时神态没有紧张感。

2.摆体位时没有交代使患者仰卧于平地、硬板床上或肩下垫硬板，没有解开衣领、撤去枕头。

3.心脏按压方法不正确，按压时手指触及胸壁，肘部弯曲，未垂直按压，放松时手掌离开胸壁。

4.气道开放不充分或未清除口腔异物。

5.人工呼吸吹气时未捏闭患者鼻孔，或吹气结束后未松开患者鼻孔。

扫码查看相关知识

项目 13 简易呼吸器的应用

> ▶▶ 学习目标
>
> 1.掌握简易呼吸器应用的具体操作方法。
> 2.熟悉简易呼吸器应用的操作前准备及注意事项。

基本操作考试项目

简易呼吸器的应用。

操作流程

1.物品准备 医用模拟人、简易呼吸器。

2.操作过程

（1）站在患者头顶侧，观察患者胸廓无呼吸起伏动作、口鼻无气息吐出、呼叫无应答，判定患者呼吸停止。

（2）检查患者呼吸道是否通畅，清除口鼻分泌物及异物，采用压额抬颏法开放气道。

（3）抽去患者枕头，托起患者下颌，使头后仰。

（4）将简易呼吸器连接面罩。

（5）一手以"EC"手法固定面罩（即拇指和示指按压面罩，其余三指提起下颌），另一手有规律地挤压呼吸囊。挤压频率为每分钟16~20次，每次送气500~600ml。

（6）嘱助手将简易呼吸器连接输氧管，调节氧流量为8~10L/min。

（7）观察胸廓是否随捏、松呼吸囊的操作而相应起伏。

（8）每按压5个循环周期（约2分钟）后，听诊两肺，以了解两肺呼吸音情况。

职业素质

1.在操作过程中，动作规范，体现爱护患者的意识。

2.着装整洁，仪表端庄，举止大方，语言文明，认真细致，表现出良好的职业素质。

考生易犯错误

1.有些考场将简易呼吸器的各组件分开放置，考生不会组装、连接面罩–气囊–贮氧袋–输氧管。

2.未抽去枕头、压额抬颏开放气道。

3."EC"手法错误。

4.未听诊肺部呼吸音。

扫码查看相关知识

项目 14 三腔二囊管止血法

>> **学习目标**

1. 掌握三腔二囊管止血方法。
2. 熟悉三腔二囊管止血的注意事项。

基本操作考试项目

三腔二囊管止血法。

操作流程

1.操作前准备

（1）物品：①插管用物准备。治疗碗2个、三腔二囊管1根、无菌手套、无菌纱布、液状石蜡50ml、短镊子2把、生理盐水、50ml注射器2个、棉签、胶布、止血钳3把、剪刀、治疗巾、一次性负压吸引盒；血压计、听诊器、护理记录单。②牵引用物准备。牵引架、滑轮、无弹力绳、牵引物。③拔管用物准备。治疗盘、小药杯内备液状石蜡20~30ml、棉签、纱布、弯盘、50ml注射器。

（2）操作者：戴好帽子、口罩，洗手，戴手套。

（3）患者：向患者解释操作必要性，取舒适体位。

2.操作过程

（1）了解患者是否有严重冠心病、高血压和心力衰竭，向患者及家属解释操作目的和配合方法。

（2）检查患者鼻腔，用湿棉签清洗鼻孔。

（3）准备三腔二囊管：撕开包装袋，取出三腔二囊管。用注射器充气检查三腔二囊管是否通畅，气囊有无漏气及偏移。

（4）检查合格后，用注射器抽尽双囊内气体，以液状石蜡涂抹三腔管前端和气囊表面。

（5）预估三腔管插入深度，即用三腔二囊管测量患者从前额发际至胸骨剑突的距离。

（6）将三腔二囊管从选定的鼻孔缓慢插入，当插入14~16cm，到达咽喉部时，嘱患者做吞咽动作，使三腔二囊管顺势插入，直至达预定插入深度，一般为50~60cm。

（7）用注射器从胃管内抽吸胃液，或向胃内注气能听到胃内气过水音，可证明三腔二囊管插入胃内，一定要确定三腔二囊管在胃内才能往胃内注入液体。

（8）证实三腔二囊管在胃内后，用注射器向胃气囊内注入空气150~200ml，使胃气囊充气，随即用止血钳夹闭此管腔以免漏气。然后，将三腔二囊管轻轻向外牵拉，感到有中等弹性阻力时，表示胃气囊已成功压迫于胃底贲门部。

（9）适度拉紧三腔二囊管，在三腔二囊管末端系上牵引绳，通过滑车固定于床头架上进行牵引，以便充分压迫胃底部。牵引重量为0.25~0.50kg，牵引角度为45°左右（顺着鼻腔方向）。

（10）将胃囊端连接于负压吸引盒，抽吸胃内容物以清除胃内积血，可从吸引盒中观察有无继续出血，了解压迫止血是否有效。

（11）上述完成后，经观察仍未能止血者，再向食管气囊内注入空气100~150ml，然后用止血钳夹闭此管腔，以充分压迫食管下段的曲张静脉。

（12）记录气囊充气压迫的开始时间。

（13）拔管：充气压迫一般不能连续超过24小时，压迫12~24小时如果出血停止，可放气观察12小时，如无活动性出血可拔管。如为双囊压迫，先解除食管气囊，再解除胃气囊，应避免压迫过久导致黏膜糜烂。

3. 操作结束

（1）询问患者感受，协助患者取舒适体位。

（2）向患者解释操作后注意事项。

（3）清洗双手。

（4）整理操作物品，恢复考场。

4. 注意事项

（1）三腔二囊管的插入深度一般为50~60cm。

（2）插管时应将气囊内空气抽尽，插管能浅勿深。

（3）三腔二囊管外要先用液状石蜡充分润滑。术者应操作轻柔，嘱患者配合吞咽动作，不要强行插管。

（4）食管气囊的充气量为100~150ml，胃气囊的充气量为150~200ml，管端牵引重量为0.25~0.50kg，牵引角度为45°左右（顺着鼻腔方向）。

（5）充气时注意先充胃气囊，再充食管气囊（若胃气囊充气压迫后经观察已止血，可不充食管气囊）。

（6）拔管时如为双囊压迫，则先放食管气囊，再放胃气囊。

（7）气囊压迫期间，须密切观察脉搏、呼吸、血压、心率（心律）的变化。

职业素质

1. 操作前能以和蔼的态度告知患者本次治疗的目的及患者的配合方法。

2. 操作中无菌观念强，动作规范，体现爱护患者的意识。

3.操作结束后能告知患者相关注意事项。

4.着装整洁，仪表端庄，举止大方，语言文明，认真细致，表现出良好的职业素质。

考生易犯错误

1.很多考生从未操作过三腔二囊管，甚至从未见过。所以需平时找机会熟悉一下操作。

2.未检查三腔二囊管是否通畅、漏气。

3.此操作步骤太多，容易忘记或混淆一些关键步骤。

4.所有操作前都应嘱患者口服液状石蜡。

5.顺序错误，正确方法应为：充气时，先充胃气囊再食管气囊；拔管时放气，先食管气囊后胃气囊。

6.爱伤意识薄弱，不注重与患者的交流与配合。

扫码查看相关知识

项目 15　胃管置入术

▶ 学习目标

　　1.掌握胃管置入术的操作方法。

　　2.熟悉胃管置入术的操作前准备及注意事项。

基本操作考试项目

1.胃管置入行胃肠减压术。

2.胃管置入行洗胃术。

操作流程

（一）操作前准备

1.物品　医用模拟人、一次性胃管包、无菌棉签、液状石蜡、手套、纱布、治疗巾、20ml注射器、生理盐水、盛水的治疗碗、弯盘、别针、听诊器、胶布、负压引流壶或引流袋。

2.操作者　戴帽子、口罩、洗手。携用物于床旁，核对患者姓名，向患者解释操作目的及配合方法。协助患者取半卧位，戴手套，于患者一侧铺治疗巾，放置弯盘于患者口角边。检查患者鼻腔，用湿棉签清洗鼻孔。

（二）操作过程

1.准备胃管

（1）打开胃管包，取出胃管，抽吸少量生理盐水检查胃管是否通畅。

（2）测量胃管需要插入的深度（或看清刻度），成人插入长度为45~55cm，测量方法有两种，可任选一种：①从前额发际至胸骨剑突的距离；②由鼻尖至耳垂再到胸骨剑突的距离。

（3）用液状石蜡纱布或液状石蜡棉球涂抹需要插入的胃管部分。

2.插入胃管

（1）沿选定的鼻孔缓慢轻轻地插入胃管，当插入14~16cm（咽喉部）时，嘱患者做吞咽动作，并在患者吞咽时顺势将胃管向前推进，直至预定长度。

（2）检查胃管是否盘曲在口中。

3.确定胃管是否在胃内　通常有以下三种方法，选择其中一种即可。

（1）抽取胃液法：经胃管抽出胃液，这是确定胃管在胃内最可靠的方法。

（2）气过水声法：将听诊器放在患者上腹胃区，快速经胃管向胃内注入10ml空气，可听到气过水声。

（3）气泡逸出法：将胃管末端置入盛水的治疗碗内，如无气泡逸出，可排除误插入气管。

4.固定胃管

（1）确定胃管在胃内后，用纱布拭净口角分泌物，撤弯盘，脱手套，用胶布将胃管固定于鼻翼及面颊部。

（2）将胃管末端反折，用纱布包好，撤治疗巾，并用别针固定于枕旁或患者衣领处，清洁患者面部。如需引流者将胃管接负压引流壶或引流袋。

5.告知患者相关注意事项　协助患者取舒适体位，询问患者感受。嘱患者避免牵拉胃管，防止脱管；如果出现咽喉疼痛或声音嘶哑，应少说话，使声带得以休息。

（三）操作结束

整理物品，恢复考场。

（四）注意事项

1.插管动作要轻稳，避免损伤食管黏膜。

2.胃管插入到咽喉部时让患者做吞咽动作。

3.插管过程中患者出现恶心时应暂停片刻，嘱患者深呼吸，缓解紧张情绪，分散其注意力，减轻胃肌收缩；如出现呛咳、呼吸困难提示导管误入气管内，应立即拔管重插；如果插入不畅时，切忌硬性插入，应检查胃管是否盘在口咽部，可将胃管拔出少许后再插入。

4.给昏迷患者插管时，应使患者头后仰，当胃管插入会厌部时，左手托起头部，使下颌靠近胸骨柄，加大咽部通道的弧度，使管端沿后壁滑行，插至所需长度。

职业素质

1.着装整洁大方，仪表端庄，语言文明，操作时认真仔细，具有良好的职业素质。

2.操作前能与患者有效沟通，告知患者手术目的，并取得患者的配合。

3.操作中无菌观念强，动作轻柔规范，体现爱护患者的意识。

4.操作后能告知患者相关注意事项，能体现出对患者的关爱。

考生易犯错误

1.物品准备不齐全，操作过程中再次去取物品。

2.患者体位不正确，未采取半卧位或平卧位。

3.插管前未测量胃管插入长度，直接插入胃管。

4.胃管插入咽喉部（14~16cm）时，未嘱患者做吞咽动作。

5.胃管插入后未检查胃管是否盘曲在口中。

扫码查看相关知识

项目 16 吸痰术

学习目标

1.掌握吸痰术的方法。

2.熟悉吸痰术的操作前准备及注意事项。

基本操作考试项目

1.咽喉部吸痰法。

2.气管深部吸痰法。

操作流程

1.操作前准备

（1）物品：医用模拟人、一次性吸痰管、治疗碗、无菌棉签、治疗巾、纱布、电动吸引器或中心吸引器、弯盘、手电筒。打开吸痰器电源，检查吸引器性能是否良好，吸引管道是否畅通，调节负压在40.0~53.3kPa；撕开吸痰管包装，戴一次性手套。取出吸痰管，连接吸痰管与负压吸引器。试吸少量生理盐水，检查吸痰管是否通畅，并湿润导管。

（2）操作者：戴好帽子、口罩，洗手。

（3）患者：核对患者信息并解释操作目的及方法，以取得合作。检查患者口、鼻腔，取下活动义齿。将患者头部转向操作者一侧，昏迷患者可用压舌板或张口器帮助张口。

2.操作过程

（1）咽喉部吸痰：接上电源，打开开关，检查吸引器的性能，根据患者的情况及痰黏稠度调节负压（40.0~53.3kPa），用生理盐水试吸。将患者的头转向操作者一侧，昏迷患者可用压舌板帮助张口，一手将吸痰管末端折叠（连接玻璃接管处），以免负压损伤黏膜；另一手用血管钳或镊子持吸痰管头端插入口腔咽部，然后放松吸痰管末端，将口腔咽喉部分泌物吸尽。吸痰过程中，应左右旋转，向上提拉，动作轻柔，操作流畅。每次抽吸时间＜15秒，一次未吸尽时，间隔3~5分钟后再吸。导管退出后应用生理盐水抽吸冲洗，以防导管被痰液堵塞。如痰液黏稠，可叩拍背部，以振动痰液或交替使用超声雾化吸入，使痰液稀释，便于吸出。如从口腔吸痰有困难，可由鼻腔吸引。小儿吸痰时，吸痰管宜细，吸力要小（压力应＜40.0kPa）。

（2）气管深部吸痰：先吸净咽喉部分泌物，方法同咽喉部吸痰操作。然后更换吸痰管，再次反折吸痰管末端（使用控制侧孔装置的，打开侧孔），另一手持吸痰管前端，在无负压的状态下，经一侧鼻孔在患者吸气时插入至气管深部。吸痰过程中，应左右旋转，向上提拉，动作轻柔，操作流畅。每次抽吸时间＜15秒，一次未吸尽时，间隔3~5分钟后再吸。

3.注意事项

（1）严格执行无菌操作。

（2）吸痰动作要轻柔，以防止损伤黏膜。

（3）痰液黏稠时，可配合叩背、蒸汽吸入、雾化吸入等方法使痰液稀释；吸痰中患者如发生发绀、心率减慢等缺氧症状，应当立即停止吸痰，待症状缓解后再吸。

（4）小儿吸痰时，吸痰管应细些，吸力要小些。

（5）贮液瓶内液体不得超过2/3，以防损坏机器。

职业素质

1.着装整洁，仪表端庄，举止大方，语言文明，认真细致，具有良好的职业素质。

2.操作规范，无菌观念强。

考生易犯错误

1.吸痰前后没有检查患者鼻腔。

2.吸痰前没有检查吸痰管是否通畅。

3.吸痰动作不轻柔，一次吸痰时间＞15秒。

4.吸痰完毕，无关爱意识。

扫码查看相关知识

项目 17 吸氧术

>> **学习目标**

1.掌握常用吸氧方法的操作步骤。

2.熟悉吸氧术的操作前准备及注意事项。

基本操作考试项目

1.面罩吸氧。

2.鼻导管吸氧。

3.鼻塞法吸氧。

操作流程

（一）操作前准备

1.物品 医用模拟人、无菌棉签、中心供氧装置（氧气瓶）、一次性吸氧管、吸氧面罩、鼻导管、湿化瓶、鼻塞、蒸馏水、用氧记录单、治疗碗、弯盘、手电筒、笔（不同的吸氧方法所需物品略有差异）。

2.操作者 戴好帽子、口罩（头发、鼻孔不外露），洗手。

（二）操作过程

1.面罩吸氧

（1）术前操作：①将治疗台携至床旁，核对患者，向患者解释吸氧目的，协助患者取舒适卧位。②用手电筒检查患者鼻腔，用湿棉签清洁两侧鼻孔。③检查氧气表，确定氧气瓶内的氧气量。④将生理盐水倒入湿化瓶，安装湿化瓶，连接氧气管。

（2）吸氧操作：①打开氧气瓶总开关，打开流量表开关，检查氧气管是否通畅。②调节氧流量，一般为6~8L/min。③将氧气管连接于面罩的进气孔上。④将氧气面罩置于患者口鼻部。调整好位置，松紧带固定，松紧适度。检查面罩安装是否与患者面部吻合。⑤观察吸氧情况，视病情调节氧流量。⑥向患者及家属交代注意事项。⑦记录给氧时间及氧流量。

2.单侧鼻导管吸氧

（1）术前操作：①将治疗台携至床旁，核对患者，向患者解释吸氧目的，协助患者取舒适卧位。②用手电筒检查患者鼻腔，用湿棉签清洁两侧鼻孔。③检查氧气表，确定氧气瓶内的氧气量。④将生理盐水倒入湿化瓶，安装湿化瓶，将湿化瓶连接到吸氧管。⑤连接氧气管及鼻导管。

（2）吸氧操作：①打开氧气瓶总开关，打开流量表开关。②检查鼻导管是否通畅，将鼻导管末端插入盛水的治疗碗内，观察有无气泡逸出。若有气泡逸出说明鼻导管通畅，反之为不通畅。③蘸水润滑鼻导管前端，将鼻导管插入一侧鼻孔内，其深度为鼻尖至耳垂距离的2/3长度。④若患者无咳嗽，可用胶布将鼻导管固定于鼻翼和面颊部。⑤清洁患者面部。⑥观察吸氧情况，视病情调节氧流量。⑦向患者及家属交代注意事项。⑧记录给氧时间及氧流量。

3.鼻塞法吸氧

（1）术前操作：①将治疗台携至床旁，核对患者，向患者解释吸氧目的，协助患者取舒适卧位。②用手电筒检查患者鼻腔，用湿棉签清洁两侧鼻孔。③检查氧气表，确定氧气瓶内的氧气量。④将生理盐水倒入湿化瓶，安装湿化瓶，将湿化瓶连接到吸氧管。⑤连接氧气管及鼻塞。

（2）吸氧操作：①打开氧气瓶总开关，打开流量表开关，视病情调节适宜的氧流量。②检查鼻塞是否通畅，将鼻塞插入盛水的治疗碗内，观察有无气泡逸出。若有气泡逸出说明鼻导管通畅，反之为不通畅。③将鼻塞置于一侧鼻前庭内，鼻塞大小以恰能塞住鼻孔为宜，固定鼻塞。④观察吸氧情况。⑤向患者及家属交代注意事项，清洁患者面部。⑥记录给氧时间及氧流量。

职业素质

1.操作前能以和蔼的态度告知患者配合的方法。操作中无菌观念强，动作规范，体现爱护患者的意识。操作结束后能告知患者相关注意事项。

2.着装整洁，仪表端庄，举止大方，语言文明，认真细致，表现出良好的职业素质。

考生易犯错误

1.调节氧流量错误。吸氧过程中，若需调节氧流量，应先将患者鼻导管或鼻塞取下，调节好流量后，再与患者连接。

2.顺序错误。停止吸氧时，应先取下鼻导管或鼻塞，再关流量表、关闭总开关、开流量表放出余气、关闭流量表。

扫码查看相关知识

项目 18　导尿术

>> 学习目标

　　1.掌握导尿的方法、步骤及注意事项。

　　2.熟悉导尿的目的和适应证。

　　3.了解普通尿管和 Foley 尿管的不同结构和功能。

基本操作考试项目

　　1.男性患者普通尿管导尿。

　　2.男性患者 Foley 尿管导尿。

　　3.女性患者普通尿管导尿。

　　4.女性患者 Foley 尿管导尿。

操作流程

1.操作前准备

　　（1）物品：一次性导尿包中包括了初步消毒、再次消毒和导尿用物。内有洞巾、方巾、腰盘、器械盘、注水针管、镊子、管夹、引流袋、导尿管、橡胶检查手套、薄膜手套、试管、碘伏棉球、硅油棉球、棉球、纱布块。另外需要准备无菌持物钳和容器1套、一次性尿垫、便器及便器巾、治疗车1辆、屏风。

　　普通导尿管和Foley导尿管在结构和使用上有很大不同。普通导尿管前端无气囊，插入膀胱后无须充气或注水，但需用胶布将导尿管固定于阴茎（外阴）及周围皮肤上。弗雷氏（Foley）导尿管前端有气囊，插入膀胱后需向气囊内注水，而无须使用胶布固定导尿管。

　　（2）操作者：换药前操作者洗手，戴好帽子、口罩（头发、鼻孔不外露）。

　　（3）患者：向患者说明导尿的目的取得患者的配合，取平卧位，适当暴露操作区域。上面暴露到脐平面，脱去对侧裤腿盖在近侧膝部，对侧膝以下用被遮盖。

2.男性患者导尿的操作步骤

　　（1）清洁外阴：将中单置于患者臀下，打开一次性导尿包上层，取出消毒盘，将消毒盘和污物盘置于外阴旁。将消毒用的0.5%碘伏棉球挤入消毒盘。左手戴手套，右手夹取碘伏棉球，自上而下、由外向内，消毒阴阜、阴茎和阴囊。然后，左手以无菌纱布裹住阴茎，翻开包皮，暴露尿道口。自前向后旋转擦拭尿道口、龟头及冠状沟。消毒完毕，撤走污物盘和消毒盘，脱去手套。

　　（2）戴手套、铺巾：打开导尿管包装袋，戴无菌手套，检查导尿管是否通畅。以液状石蜡棉球润滑导尿管前端，以止血钳夹闭导尿管末端。将导尿管末端置于消毒弯盘内。如插气囊导尿管，还要球囊内注入气体10ml，测试球囊是否漏气。

（3）消毒外阴：将碘伏棉球挤入消毒盘，再次消毒外阴。消毒时，以无菌纱布裹住阴茎，翻开包皮，暴露尿道口。依次向外旋转擦拭尿道口、龟头、冠状沟、阴茎和阴囊。最后再次消毒尿道口。铺无菌洞巾，仅暴露阴茎。

（4）插入导尿管：以左手拇指、示指提起阴茎，右手持镊子夹住导尿管前端，缓慢插入尿道15~20cm。①普通导尿管，松开导尿管夹闭钳，见尿液流出，缓慢退出至无尿液流出时，再插入约2cm，即为留置导尿管的最佳位置。②气囊导尿管，松开导尿管夹闭钳，见尿液流出再插入导尿管7~10cm（以保证球囊完全进入膀胱）。

（5）固定导尿管：普通导尿管与气囊导尿管的操作步骤不同。①普通导尿管采用胶布固定，用两条蝶形胶布固定在阴茎背侧，再用细长胶布环形固定在阴茎上，不可使胶布两端重叠，开口处应在阴茎背侧，以免阴茎水肿。②气囊导尿管采用注水固定，向导尿管球囊内注入生理盐水15~20ml，向外轻拉导尿管有阻力感即可。

（6）后期处理：根据导尿的目的不同，导出尿液或于导尿管末端连接引流袋。收拾操作用物，协助患者穿好衣服，摆好体位。

3. 女性患者导尿的操作步骤

（1）清洁外阴：将中单置于患者臀下，打开一次性导尿包上层，取出消毒盘，将消毒盘和污物盘置于外阴旁。将碘伏棉球挤入消毒盘内。左手戴手套，右手夹取碘伏棉球，自上而下、由外向内，消毒阴阜和大阴唇，再用以左手分开大阴唇，同样顺序消毒小阴唇和尿道外口，最后一个棉球从尿道外口消毒至肛门部。消毒完毕，撤走污物盘和消毒盘，脱去手套。

（2）戴手套、铺巾：打开导尿管包装袋，戴无菌手套，检查导尿管是否通畅。以液状石蜡棉球润滑导尿管前端，以止血钳夹闭导尿管末端。将导尿管末端置于消毒弯盘内。如插气囊导尿管还要向球囊内注入气体10ml，测试球囊是否漏气。

（3）消毒外阴：将碘伏棉球挤入消毒盘，再次消毒外阴。以左手拇指、示指翻开小阴唇，暴露尿道口，自尿道外口开始，自上而下、由内向外，依次消毒尿道口和小阴唇，最后再次消毒尿道口。铺无菌洞巾。

（4）插入尿管：打开导尿管包装袋，戴手套，检查尿管是否通畅。球囊导尿管向球囊内注入气体10ml，测试球囊是否漏气。以液状石蜡棉球润滑导尿管前端，以止血钳或夹闭器关闭导尿管末端，将导尿管末端置于消毒弯盘内。以左手拇指、示指分开小阴唇，右手持镊子夹住导尿管前端，缓慢插入尿道6~8cm。①普通导尿管，松开导尿管夹闭钳，见尿液流出，缓慢退出至无尿液流出时，再插入约2cm，即为留置导尿管的最佳位置。②气囊导尿管，松开导尿管夹闭钳，见尿液流出再插入导尿管7~10cm（以保证球囊完全进入膀胱）。

（5）固定导尿管：①普通导尿管采用胶布固定，用胶布固定导尿管于外阴周围皮肤上。②气囊导尿管采用注水固定，向导尿管球囊内注入生理盐水15~20ml，向外轻拉导尿管有阻力感即可。

（6）后期处理：根据导尿的目的不同，导出尿液或于导尿管末端连接引流袋。收拾用物，协助患者穿好衣服，摆好体位。

4. 操作结束　整理物品，恢复考场。

5. 注意事项

（1）严格遵循无菌操作原则，以防感染。

（2）选择适宜的导尿管，插管动作应轻慢，防止损伤尿道黏膜。在操作过程中，注意保护患者的隐私。

（3）女性导尿时，要仔细辨认尿道外口的位置。

（4）对膀胱高度膨胀且极度虚弱者，首次放尿量不能超过1000ml。

（5）导尿过程中，密切观察患者的反应，留置导尿管时，引流袋定时更换。

职业素质

1. 操作前能以和蔼的态度告知患者留置导尿的目的，以便取得患者配合。操作时注意无菌观念，动作规范，体现爱护患者的意识。操作结束后告知患者相关注意事项。

2. 着装整洁，仪表端庄，举止大方，语言文明，认真细致，表现出良好的职业素质。

考生易犯错误

1. 对导尿包内物品心中无数。考场上有时提供的是一次性导尿包，所以要牢记导尿用品。

2. 没严格按试题要求操作，尤其应注意区分是男患者还是女患者，是普通导尿管还是Foley尿管。

3. 消毒次数不正确。应为2次消毒，1次为清洁，1次为消毒。

4. 消毒顺序不正确。第1次清洁外阴是自上而下、由外向内，第2次消毒为自上而下、由内向外。

5. 数值记不清。导尿管插入深度，男性为15~20cm，女性为6~8cm。普通导尿管见尿后退出至无尿时，再插入2cm（无论男患者还是女患者）；Foley导尿管见尿后再插入7~10cm。球囊注水15~20ml（无论男性患者还是女性患者）。

扫码查看相关知识

项目 19　动、静脉穿刺术

学习目标

1. 掌握动、静脉穿刺的方法。
2. 熟悉动、静脉穿刺的操作前准备及注意事项。

基本操作考试项目

1. 动脉穿刺。
2. 静脉穿刺。

操作流程

（一）动脉穿刺术

1. 物品准备　医用动脉穿刺模型、肝素、治疗盘、生理盐水、穿刺针、无菌棉签、5ml注射器、碘伏、手套。

2. 操作步骤　以桡动脉穿刺为例的操作步骤如下。

（1）准备必需物品，核对患者，向患者交代操作目的，取得患者配合。戴帽子、口罩。

（2）患者取仰卧位，暴露局部肢体，选取准备穿刺的桡动脉，腕下垫纱布卷，背伸位。

（3）用肝素生理盐水冲洗注射器。常规消毒皮肤2~3遍。

（4）戴无菌手套或左手指消毒（用消毒棉球消毒左手示指、中指末端指节）。

（5）穿刺点定位：左手示指和中指在桡侧腕关节上2cm动脉搏动明显处，固定欲穿刺的动脉。

（6）右手持注射器，在左手示指和中指间垂直或与动脉走向成40°刺入。如见鲜红色血液直升入注射器，表示穿刺成功。

（7）抽取所需用量的动脉血，快速拔出注射器，确认没有气泡后立即将注射器针头插入软木塞或橡皮塞。

（8）局部压迫穿刺点不得少于5分钟，穿刺点覆盖敷料，标本送检。

（9）整理操作用物，帮助患者穿好衣服，取舒适体位。

3. 注意事项

（1）股动脉穿刺抽血与桡动脉类似，不过穿刺点的位置不同。

（2）股动脉穿刺点的定位：腹股沟区股动脉搏动明显处（腹股沟韧带中点下方）。

（3）桡动脉穿刺点的定位：桡侧腕关节上2cm动脉搏动明显处。

（二）静脉穿刺术

1.物品准备　医用静脉穿刺模型、治疗盘、生理盐水、穿刺针、无菌棉签、5ml注射器、碘伏、止血带、手套。

2.操作步骤　以肘部静脉穿刺为例的操作步骤如下。

（1）准备必需物品，核对患者，向患者解释操作目的，取得患者配合。戴帽子、口罩。

（2）肢位：局部肢体放置妥当，暴露采血部位。

（3）扎止血带：选择穿刺部位，在穿刺点的近心端扎止血带，一般是肘横纹上方约6cm处，嘱患者握拳。

（4）消毒：用消毒棉球对静脉穿刺区域由内向外消毒2~3遍。

（5）左手固定穿刺部位皮肤，右手持注射器。

（6）在预定穿刺点穿刺，针头斜面向上，穿刺针向静脉近心端成30°~45°缓慢刺入，沿静脉走向滑向静脉。见到回血后，再沿静脉方向进针少许。

（7）固定针头，抽取所需血液。

（8）左手松开止血带，嘱患者松拳，迅速拔针，消毒棉球压迫止血3~5分钟，穿刺点覆盖敷料。

（9）将静脉血标本送检。

（10）整理操作用物，帮助患者穿好衣服，取舒适体位。

职业素质

1.操作前能以和蔼的态度告知患者动脉穿刺的目的。操作时注意无菌观念，动作规范，体现爱护患者的意识。操作结束后告知患者相关注意事项。

2.着装整洁，仪表端庄，举止大方，语言文明，认真细致，表现出良好的职业素质。

考生易犯错误

1.止血带上错。动脉穿刺不上止血带，只有静脉穿刺上止血带。

2.静脉穿刺完毕，忘记松开止血带。

扫码查看相关知识

项目 20　胸膜腔穿刺术

胸膜腔穿刺术是用胸穿针经皮肤刺入胸膜腔，抽取胸腔积液（或积气），明确积液性质、抽液（抽气）减压，或进行胸膜腔内给药与冲洗的一项诊疗技术。

▶▶ 学习目标

1. 掌握胸膜腔穿刺术的操作步骤。
2. 熟悉临床胸膜腔穿刺术的适应证、禁忌证。
3. 了解胸膜腔穿刺术的注意事项。
4. 能够规范地完成胸膜腔穿刺术的操作，操作记录书写规范。
5. 能够与患者或家属进行有效沟通，完成有创操作告知并填写知情同意书。

基本操作考试项目

胸膜腔穿刺术。

适应证、禁忌证

（一）适应证

1. 诊断性穿刺，明确胸腔积液的性质，查明胸腔积液的原因。
2. 抽液（抽气）缓解胸腔压迫症状。
3. 向胸腔内注射药物（如抗肿瘤药、促进胸膜粘连药物等）。
4. 脓胸患者进行抽脓及灌洗治疗。

（二）禁忌证

1. 体质衰弱、病情危重难以耐受，或有精神疾病及不合作者。
2. 对麻醉药过敏者。
3. 有严重出血倾向，未纠正的凝血功能障碍或重症血小板减少患者。
4. 穿刺部位或周围有感染或疑有胸腔棘球蚴病、严重肺结核、肺气肿患者。

（三）注意事项

1. 有麻醉药过敏者禁行本项操作。
2. 穿刺过程中患者应避免咳嗽、深呼吸或说话，必要时可采取轻拍椅背来示意术者。
3. 操作中注意观察患者反应，若出现胸膜反应，应立即终止操作，并进行相应处理。

4.每次抽液不宜过多、过快。诊断性穿刺50~100ml；减压抽液，首次不超过600ml，以后每次不超过1000ml；如为脓胸，应尽量抽净；疑为化脓性感染时，用无菌试管留取标本，行细菌学检查；作细胞学检查时，至少需要100ml胸腔积液，并应立即送检。

5.穿刺应避免在第9肋间以下进行，以免损伤腹腔脏器。

6.严格无菌操作。

7.避免空气进入胸腔。

8.如需胸腔内注药，则先抽取少量胸腔积液与药液混合后再注入胸腔。

操作流程

1.操作前准备

（1）物品：治疗车、治疗盘、帽子、口罩、医用免洗洗手消毒凝胶、无菌胸腔穿刺包、利多卡因、镊子筒、无菌持物钳、医用剪刀、胶布、记录单、笔、胸腔积液桶、垃圾桶。

（2）操作者：核对患者信息，向患者做好解释，取得合作，履行告知义务，签署知情同意书；洗手，戴帽子、口罩。

（3）患者：摆好穿刺体位。取肩胛下角线为穿刺部位者取坐位，面向椅背，将两前臂放置于椅背上，额头靠于前臂上（图2-20-1）；卧床患者可取半坐位，前臂上举抱于枕部；取腋中线、腋前线、锁骨中线为穿刺部位者或危重患者取半坐卧位，前臂上举抱于枕部。

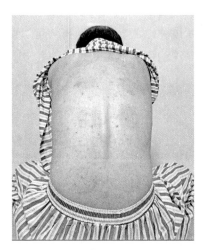

图2-20-1　胸膜腔穿刺体位（坐位）

2.操作过程

（1）选择穿刺点：①胸腔积液（图2-20-2）：常选择肩胛线或腋后线第7~8肋间、

腋中线第6~7肋间、腋前线第5肋间为穿刺点，包裹性积液需结合X线或超声定位。②胸腔积气：常选择锁骨中线第2~3肋间为穿刺点。于所选穿刺点处用蘸甲紫的棉签或标记笔在皮肤上作标记。

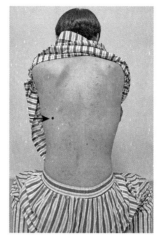

图2-20-2　胸腔积液穿刺点标记

→所指为标记点。

（2）消毒铺单：①核对：检查一次性胸腔穿刺包是否在有效期内，有无破损等现象。打开胸穿包，戴无菌手套，检查胸穿包内物品是否齐全，胸穿针是否通畅、针密闭性是否良好、针头有无倒刺。②消毒：以穿刺点为中心常规消毒皮肤2~3遍（直径不小于15cm），超出无菌洞巾洞口范围。

（3）麻醉：①核对：与助手一同核对2%利多卡因是否在有效期内，有无沉淀等情况，请助手协助打开安瓿。②注射麻醉药：术者以5ml注射器抽取利多卡因3~5ml，在穿刺点所在肋间下一肋骨上缘进针行局部浸润麻醉。以45°斜行进针，先打出皮丘，再垂直进针，逐层麻醉至壁胸膜。在每次注药前均应回吸，确认未误入血管再进行注射。拔针后用无菌纱布局部按压几秒，以使麻药充分吸收。

（4）穿刺抽液：胸穿针连接50ml注射器，夹闭胸穿针末端软管上的开关。术者左手示指与中指固定穿刺部位皮肤，右手持穿刺针于麻醉点缓缓刺入，当抵抗感突然消失时，说明针头已进入胸膜腔，此时为防止穿刺针刺入过深损伤肺组织，需请助手用止血钳固定穿刺针。术者打开开关，抽取胸腔积液，如需留取标本，则将胸腔积液注入相应标本瓶，如需注药，则将药物经穿刺针注入。

（5）拔针：当抽液完成后，嘱患者在深呼气后屏气，并于此时拔出穿刺针。消毒局部皮肤，覆盖无菌纱布，稍用力压迫片刻，取下洞巾，用胶布固定纱布。

3.操作结束

（1）整理清点操作用物，书写抽液量等穿刺记录。告知患者胸腔穿刺术后的注意事项，嘱其平卧休息，为其测量血压，并严密观察病情变化。

（2）汇报穿刺情况。

职业素质

1.着装整洁大方，语言文明，认真负责，具有良好的职业素质。

2.操作前与患者进行有效沟通。

3.操作步骤规范，具有爱伤意识。

4.操作后能告知患者注意事项，并对其进行密切观察，及时掌握病情变化。

考生易犯错误

1.患者体位错误。

2.穿刺点定位错误。

3.抽液量记忆不牢固。

扫码查看相关知识

项目 21 腹腔穿刺术

腹腔穿刺术是指以抽取腹水，明确腹水性质与病原、抽液减压、腹膜腔内给药或腹水浓缩回输等为目的的一项诊疗技术。

> ## ❱❱ 学习目标
>
> 1. 掌握腹膜腔穿刺术的操作步骤。
> 2. 熟悉临床腹膜腔穿刺术的适应证、禁忌证。
> 3. 了解腹膜腔穿刺术的注意事项。
> 4. 能够规范地完成腹膜腔穿刺术的操作，操作记录书写规范。
> 5. 能够与患者或家属进行有效沟通，完成有创操作告知并填写知情同意书。

基本操作考试项目

腹腔穿刺术。

适应证、禁忌证

1. 适应证

（1）查腹水原因或怀疑有内出血者。

（2）抽液减压。

（3）腹膜腔内给药或腹水浓缩回输。

2. 禁忌证

（1）广泛腹膜粘连。

（2）有肝性脑病先兆、巨大卵巢囊肿、棘球蚴病等。

（3）伴有严重电解质紊乱的腹水患者。

（4）精神异常或不能配合。

（5）妊娠中后期。

（6）有明显出血倾向。

3. 注意事项

（1）患者精神过度紧张时可适当使用镇静药。

（2）有麻醉药过敏者禁行本项操作。

（3）严格无菌操作。

（4）术中严密观察患者反应，如出现面色苍白、心悸、气短、头晕、恶心、脉搏增快等现象时，应立即停止操作，并作相应处理。如需大量放液应使用多头腹带，以防腹压骤降、内脏血管扩张导致血压下降或休克。

（5）诊断性穿刺，可直接用20ml或50ml注射器及适当针头进行穿刺。

（6）大量放液时，应调整放液速度，不宜过多过快。每次放液不超过3000ml，放液时间不少于2小时。除非为腹水浓缩回输或维持大量静脉输入白蛋白时，可于2小时内排出腹水4~6L，甚至放尽。如为血性腹水，则仅留取送检标本，不宜放液。

（7）腹水量多者，为防止穿刺点漏液，在穿刺时针头垂直刺入皮肤后，转为45°斜行刺入腹肌，再垂直刺入腹腔。如穿刺孔有腹水渗漏，可用蝶形胶布或火棉胶粘贴。

（8）抽出的腹水每400ml加1g疫克灵粉，留置30分钟后，倒入医疗污物专门倾倒渠道。

操作流程

1.操作前准备

（1）物品：治疗车、治疗盘、帽子、口罩、医用免洗洗手消毒凝胶、无菌腹腔穿刺包、利多卡因、镊子筒、无菌持物钳、医用剪刀、胶布、记录单、笔、腹水桶、垃圾桶。

（2）操作者：核对患者信息，向患者做好解释，取得合作，履行告知义务，签署知情同意书。嘱患者排空膀胱，为其测量体重、腹围，检查生命体征，通过腹部检查确认有无腹水及腹水量。洗手，戴帽子、口罩。

（3）患者：①坐位：取坐位者应坐于靠背椅上。②半坐卧位、平卧位或侧卧位：适用于身体衰弱者，如怀疑为腹腔内出血或少量腹水行诊断性穿刺者取侧卧位。

2.操作过程

（1）选择穿刺点（图2-21-1）：①常用穿刺点：脐与左髂前上棘连线中外1/3交界处，此处不易损伤肠管和腹壁下动脉。②脐与耻骨联合上缘连线的中点上方1.0cm，偏左或偏右1.5cm处，此处无重要器官，易愈合。③少量腹水行诊断性穿刺时取侧卧位，穿刺点位于脐水平线与腋前线或腋中线交点处。④如为包裹性腹水或腹水量较少时，则可借助B超引导定位穿刺点。⑤急腹症时，宜选择压痛点及肌紧张最明显的部位。

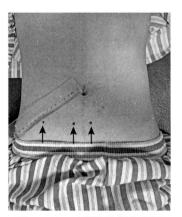

图2-21-1　腹腔穿刺点标记

→所指为标记点。

（2）消毒铺单：①核对：检查一次性腹腔穿刺包是否在有效期内，有无破损等现象。打开腹穿包，戴无菌手套，检查包内物品是否齐全，腹穿针与是否通畅、有无漏气、针头有无倒钩。②消毒：常规消毒穿刺部位皮肤，铺无菌洞巾。

（3）麻醉：①核对：与助手一同核对2%利多卡因是否在有效期内，有无沉淀等情况，请助手协助打开安瓿。②注射麻醉药：在穿刺点自皮肤至腹膜壁层逐层行局部浸润麻醉。

（4）穿刺：术者左手示指与中指固定穿刺部位皮肤，右手持针在穿刺点垂直刺入腹壁，当针尖有落空感时，表示针尖已穿过腹膜壁层。请助手用止血钳协助固定针头，术者抽取腹水。留样送检时，第1管舍弃，不做实验室检查用；腹水常规需留样4ml、生化2ml、细菌培养5ml、病理250ml并沉渣。

（5）拔针：抽液结束后拔出穿刺针，局部消毒，覆盖无菌纱布，稍用力按压片刻，胶布固定纱布，并以多头腹带包扎。

3.操作结束

（1）整理清点操作用物，及时完成穿刺记录。注意医疗垃圾的分类处置。告知患者腹腔穿刺术后的注意事项，嘱患者平卧休息，并使穿刺孔位于高位，再次测量腹围、脉搏、血压，检查腹部体征，严密观察病情变化。

（2）汇报穿刺情况。

职业素质

1.着装整洁大方，语言文明，认真负责，具有良好的职业素质。

2.操作前与患者进行有效沟通。

3.操作步骤规范，具有爱伤意识。

4.操作后能告知患者注意事项，并对其进行密切观察，及时掌握病情变化。

考生易犯错误

1.不清楚一次性腹穿包与常规腹穿包的区别（一次性腹穿包自带夹闭器；常规腹穿包无夹闭器，需用止血钳夹闭）。

2.大量腹水放液时忘记斜行进针。

扫码查看相关知识

项目 22　骨髓穿刺术

骨髓穿刺术是用骨髓穿刺针经皮肤刺入骨髓腔采集骨髓液，用于骨髓细胞形态学、细胞遗传学、造血干细胞培养、病原生物学等检查，从而对疾病进行诊断、鉴别诊断、疗效观察及预后判断的一项常用诊疗技术。

▶▶ 学习目标

1.掌握骨髓穿刺术的操作步骤。

2.熟悉临床骨髓穿刺术的适应证、禁忌证。

3.了解骨髓穿刺术的注意事项。

4.能够规范地完成骨髓穿刺术的操作，操作记录书写规范。

5.能够与患者或家属进行有效沟通，完成有创操作告知并填写知情同意书。

基本操作考试项目

骨髓穿刺术。

适应证、禁忌证

1.适应证

（1）各种血液病的诊断、鉴别诊断及疗效观察。

（2）查明红细胞、白细胞、血小板数量或形态学异常的原因。

（3）查明肝、脾、淋巴结肿大或长期发热的原因。

（4）通过骨髓细菌培养或涂片寻找某些寄生虫病或传染病致病原。

2.禁忌证

（1）穿刺部位有感染。

（2）严重出血的血友病。

3.注意事项

（1）穿刺前询问有无出血倾向及麻醉药过敏史，并于术前检查出血、凝血时间。

（2）有麻醉药过敏者禁行本项操作。

（3）严格无菌操作。

（4）注射器与穿刺针必须干燥，以免发生溶血。

（5）穿刺针头进入骨质后避免摆动过大，以免折断。胸骨穿刺时，不可用力过猛，不可穿刺过深，以防穿透内侧骨板。

（6）用力过猛或抽吸过多，会使骨髓液稀释，影响结果判断，故做细胞形态学检查时，骨髓液抽取量以0.1~0.2ml为宜。做细菌培养时，需先留取形态学检查标本，再抽取用于细菌培养的骨髓液1~2ml。

（7）抽取骨髓液后应立即涂片以免骨髓液凝固；送检骨髓涂片时，需附送周围血涂片2~3张，以作对照。

操作流程

1.操作前准备

（1）物品：治疗车、治疗盘、帽子、口罩、医用免洗洗手消毒凝胶、无菌骨髓穿刺包、利多卡因、镊子筒、无菌持物钳、医用剪刀、胶布、记录单、笔、垃圾桶。

（2）操作者：核对患者信息，做好解释，取得患者合作，履行告知义务，签署知情同意书。嘱患者穿刺过程中保持固定姿势，勿翻动身体。洗手，戴帽子、口罩。

（3）患者：①仰卧位：适用于胸骨、髂前上棘穿刺及小儿胫骨穿刺。②俯卧位：适用于髂后上棘穿刺。③坐位或侧卧位：适用于腰椎棘突穿刺。

2.操作过程

（1）选择穿刺点：①最常选用的穿刺点（图2-22-1）：髂前上棘后1~2cm，此处骨面较平坦、易固定，操作方便安全。②髂后上棘：位于骶椎两侧，臀部上方的骨性突出部位，此处易于穿刺且安全。③胸骨柄或胸骨体中线，相当于第1、2肋间水平处：此处骨髓含量丰富，但因胸骨较薄（1.0cm左右），穿刺务必小心，以免损伤后方的大血管和心房。④不常选用的穿刺点：各腰椎棘突突出的部位。⑤胫骨粗隆下1cm前内侧：小儿常选择此处为穿刺点。

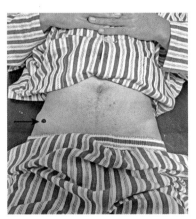

图2-22-1 骨髓穿刺点（常用）标记

→所指为标记点。

（2）消毒铺单：①核对：检查一次性骨髓穿刺包是否在有效期内，有无破损等现象。打开骨髓穿刺包，戴无菌手套，检查骨穿包内物品是否齐全，穿刺针是否通畅。②消毒：以穿刺点为中心常规消毒皮肤，铺无菌洞巾。

（3）麻醉：①核对：与助手一同核对2%利多卡因是否在有效期内，有无沉淀等情况，请助手协助打开安瓿。②注射麻醉药：以2%利多卡因局部浸润麻醉直至骨膜，局部按压片刻。

（4）穿刺：调整骨髓穿刺针定位器于适当长度处（髂后和髂前上棘穿刺一般为1.5cm，胸骨和腰椎棘突穿刺为1.0cm），操作者左手拇指和示指固定穿刺部位皮肤，右手持穿刺针垂直于骨面刺入（胸骨穿刺时，穿刺针尾部向腹部方向倾斜，与骨面成30°~40°斜行刺入），待针尖接触骨质后，转动穿刺针，缓缓钻入骨质，当穿刺针进入骨髓腔后，会有突破感且穿刺针固定于骨内。

（5）骨髓液抽取：拔出针芯，接上干燥的10ml或20ml注射器，适当用力抽吸。骨髓液抽取量以0.1~0.2ml为宜。

（6）涂片：取下注射器，针芯重新插回穿刺针。将注射器中的骨髓液滴于载玻片上，快速涂片数张，以备形态学及细胞化学染色检查。如需做骨髓液细菌培养，则重新接上注射器，继续抽吸骨髓液1~2ml注入培养瓶。

（7）拔针：操作者左手取无菌纱布置于针孔处，右手沿进针方向拔出穿刺针，随即覆盖无菌纱布，稍用力按压1~2分钟后，胶布加压固定。

3.操作结束

（1）整理清点操作用物，及时完成穿刺记录。嘱患者卧床休息1天，穿刺部位3天内保持清洁、勿着水。严密观察病情变化。

（2）汇报穿刺情况。

职业素质

1.着装整洁大方，语言文明，认真负责，具有良好的职业素质。

2.操作前与患者进行有效沟通。

3.操作中操作步骤规范，具有爱伤意识。

4.操作后能告知患者注意事项，并对其进行密切观察，及时掌握病情变化。

考生易犯错误

1.操作不熟练。

2.穿刺点定位错误。

3.未将针芯插入就拔出穿刺针。

扫码查看相关知识

项目 23　腰椎穿刺术

腰椎穿刺术是一种通过腰椎穿刺用于脑脊液标本采集、测定颅内压力、椎管内或鞘内给药，从而达到诊断、鉴别诊断和治疗神经系统疾病目的的操作技术。

▶▶ 学习目标

1.掌握腰椎穿刺术的操作步骤。

2.熟悉临床腰椎穿刺术的适应证、禁忌证。

3.了解腰椎穿刺术的注意事项。

4.能够规范地完成腰椎穿刺术的操作，操作记录书写规范。

5.能够与患者或家属进行有效沟通，完成有创操作告知并填写知情同意书。

基本操作考试项目

腰椎穿刺术。

适应证、禁忌证

1.适应证

（1）化脓性脑膜炎、结核性脑膜炎、病毒性脑膜炎、乙型脑炎等中枢神经系统炎症性疾病的诊断与鉴别。

（2）脑出血、脑梗死、蛛网膜下腔出血等脑血管病的诊断与鉴别。

（3）脑膜白血病的诊断及药物鞘内注射等肿瘤性疾病的诊断与治疗。

（4）颅内压测定和了解蛛网膜下腔是否阻塞等。

（5）椎管内给药、麻醉及椎管造影。

2.禁忌证

（1）穿刺部位有感染或脊椎结核患者。

（2）休克、衰竭或濒危患者。

（3）可疑颅内高压、后颅窝占位病变、脑疝形成或开放性颅脑损伤患者。

（4）准备进行脊髓造影或气脑造影患者。

（5）严重出血倾向患者。

3.注意事项

（1）精神过度紧张者可适当使用镇静药。

（2）有麻醉药过敏者禁行本项操作。

（3）为避免发生脑疝，疑有颅内压高者应进行眼底检查，必要时脱水降颅压后再行穿刺。

（4）严格无菌操作。

（5）为避免损伤硬脊膜纤维，穿刺针斜面应平行于身体长轴。

（6）每次穿刺针推进时必须先将针芯插入，缓慢进针以免用力过猛损伤马尾神经或血管。

（7）鞘内给药时，须先放出等量脑脊液后再注入药物。

操作流程

1.操作前准备

（1）物品：治疗车、治疗盘、帽子、口罩、医用免洗洗手消毒凝胶、无菌腰椎穿刺包、测压管、利多卡因、镊子筒、无菌持物钳、医用剪刀、胶布、记录单、笔、垃圾桶。

（2）操作者：核对患者信息，做好解释，取得患者合作，履行告知义务，签署知情同意书。测量生命体征，观察意识。检查眼底，判断是否存在视盘水肿或脑疝先兆，查看头颅CT、MRI影像资料，评估全身状况。洗手，戴帽子、口罩。

（3）患者：患者侧卧于硬板床沿，脊柱平行于床面，并使背部与床面垂直，为便于进针应尽量使脊柱后凸以增加椎间隙宽度，可嘱患者两手抱膝紧贴腹部，头尽量前屈，使躯干呈弓形；也可由助手协助患者躬身。肥胖、关节炎或脊柱侧弯者也可取坐位。

2.操作过程

（1）选择穿刺点：选择双侧髂嵴最高点连线与后正中线的交点为穿刺点（图2-23-1），此处相当于第3~4腰椎棘突间隙，有时也可选择第2~3或4~5腰椎棘突间隙。小儿一般在第5腰椎间隙穿刺。需在穿刺点作好标记。

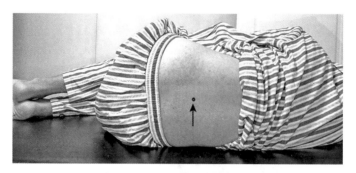

图2-23-1 腰椎穿刺点标记

→所指为标记点。

（2）消毒铺单：①核对：检查一次性腰椎穿刺包是否在有效期内，有无破损等现象。打开腰穿包，戴无菌手套，检查腰穿包内物品是否齐全，注意穿刺针是否通畅、针芯是否匹配、针头有无倒钩。②消毒：以穿刺点为中心常规消毒皮肤，铺无菌洞巾。

（3）麻醉：①核对：与助手一同核对2%利多卡因是否在有效期内，有无沉淀等情况，请助手协助打开安瓿。②注射麻醉药：以2%利多卡因逐层麻醉皮肤至椎间韧带各层。

（4）穿刺：操作者左手固定穿刺点皮肤，右手持穿刺针，先垂直于背部进针至皮下，之后针尖稍向头部倾斜，继续沿棘突方向缓慢进针。成人进针深度4~6cm，儿童2~4cm。当有落空感时，说明针头已穿过韧带与硬脊膜。此时将针尖斜面朝向患者头部方向，缓缓地将针芯抽出，有脑脊液流出后，先将针芯重新插入，以免因脑脊液流出过快造成脑疝。此时请助手协助患者稍放松体位，接上测压管测量脑脊液压力（侧卧正常为40~50滴/分或70~180mmH$_2$O），之后撤去测压管。收集脑脊液2~5ml，其中第一管做细菌学检查，第二管做生化检查，第三管做常规检查，第四管根据情况进行特异性检查。如需培养应用无菌试管留取标本，并及时送检。

（5）拔针：术毕，将针芯重新插入穿刺针后拔针，局部消毒，覆盖无菌纱布，稍用力压迫片刻，胶布固定。

3.操作结束

（1）整理清点操作用物，及时完成穿刺记录。测量脉搏、血压，嘱患者去枕平卧4~6小时，24小时内禁止下床活动，多饮水，以免引起术后低颅压性头痛。严密观察病情变化，及时完成穿刺记录。

（2）汇报穿刺情况。

（3）回答问题。

职业素质

1.着装整洁大方，语言文明，认真负责，具有良好的职业素质。

2.操作前与患者进行有效沟通。

3.操作步骤规范，具有爱伤意识。

4.操作后能告知患者注意事项，并对其进行密切观察，及时掌握病情变化。

考生易犯错误

1.患者体位错误，未要求患者尽量躬身。

2.未插入针芯就拔出穿刺针。

3.穿刺后注意事项交代不全面。

扫码查看相关知识

项目 24　穿、脱隔离衣

▶▶ 学习目标

1.掌握穿、脱隔离衣的方法。

2.熟悉穿、脱隔离衣的操作前准备及注意事项。

基本操作考试项目

穿、脱隔离衣。

操作流程

1.穿隔离衣

（1）穿隔离衣前要戴好帽子、口罩，取下手表，卷袖过肘，洗手。

（2）手持衣领，从衣钩上取下隔离衣，将清洁面朝向自己，有腰带的一面向外。

（3）将衣服向外折，对齐肩缝，露出肩袖内口。

（4）一手持衣领，另一手伸入袖内并向上抖，注意勿触及面部，拉衣领使手露出。换手持衣领，同法穿好另一袖。

（5）两手持衣领顺边缘由前向后，在颈后扣好领扣，然后扣好袖口或系上袖带。

（6）解开腰带，从腰部向下约5cm处，自一侧衣缝处，将隔离衣后身部分向前拉，见到衣边捏住，依同法将另一侧衣边捏住，两手在背后将两侧衣边对齐，向一侧按压折叠，以一手按住，另一手将腰带拉至背后压住折叠处，在背后交叉，回到前面打一活结，系好腰带。

2.脱隔离衣

（1）解开腰带，将腰带牵至身前，在前面打一活结。

（2）解开袖口，在肘部将部分袖管塞入袖内，暴露前臂。

（3）消毒双手，从前臂至指尖顺序刷洗两分钟，清水冲洗，擦干。

（4）解开衣领。

（5）一手伸入另一侧袖口内，拉下衣袖过手（用清洁手拉袖口内的清洁面）。再用遮盖着的手在外面拉下另一衣袖。

（6）两手在袖内使袖子对齐，双臂逐渐退出。

（7）双手持衣领，将隔离衣两边对齐，挂在衣钩上。如隔离衣挂在半污染区，则清洁面向外；如隔离衣挂在污染区，则污染面向外。

注意：①穿隔离衣：扣领扣→扣袖口→系腰带。②脱隔离衣：解腰带→解袖口→

解领扣。

职业素质

1.在穿脱隔离衣的过程中，动作规范，预防意识强。

2.着装整洁，仪表端庄，举止大方，语言文明，认真细致，表现出良好的职业素质。

考生易犯错误

1.穿隔离衣时，应避免接触清洁物。系领扣时，勿使衣袖触及面部、衣领及工作帽。

2.隔离衣内面及衣领为清洁区，穿脱时应避免污染。

3.挂隔离衣时，不能使衣袖或腰带露出。

扫码查看相关知识

参考文献

1.陈孝平，汪建平，赵继宗.外科学［M］.北京：人民卫生出版社，2018.

2.葛均波，徐永健，王辰.内科学［M］.北京：人民卫生出版社，2018.

3.康熙雄.临床基本技能操作［M］.北京：人民卫生出版社，2012.

4.欧阳钦.临床诊断学［M］.2版.北京：人民卫生出版社，2010.

5.沈守荣.临床技能学［M］.北京：人民卫生出版社，2011.

6.万学红.Clinical Diagnostics［M］.北京：人民卫生出版社，2017.

7.万学红，卢雪峰.诊断学［M］.北京：人民卫生出版社，2018.

8.辛先贵.诊断学基础［M］.北京：中国中医药出版社，2015.

9.医师资格考试指导用书专家编写组.2023临床执业助理医师资格考试医学综合指导用书［M］.北京：人民卫生出版社，2023.

10.周建军，顾润国.临床医学实践技能［M］.2版.北京：人民卫生出版社，2020.